专家与您面对面

泌尿系结石

主编／段献荣

中国医药科技出版社

图书在版编目（CIP）数据

泌尿系结石 / 段献荣主编 . -- 北京：中国医药科技出版社， 2016.1
（专家与您面对面）
ISBN 978-7-5067-7864-0

Ⅰ.①泌… Ⅱ.①段… Ⅲ.①泌尿生殖系统 – 结石（病理）– 防治 Ⅳ.
① R691.4

中国版本图书馆 CIP 数据核字 (2015) 第 254333 号

专家与您面对面——泌尿系结石

美术编辑 陈君杞
版式设计 大隐设计

出版　中国医药科技出版社
地址　北京市海淀区文慧园北路甲 22 号
邮编　100082
电话　发行：010-62227427　邮购：010-62236938
网址　www.cmstp.com
规格　880×1230mm $^1/_{32}$
印张　4 $^3/_8$
字数　67 千字
版次　2016 年 1 月第 1 版
印次　2016 年 1 月第 1 次印刷
印刷　北京九天众诚印刷有限公司
经销　全国各地新华书店
书号　ISBN 978-7-5067-7864-0
定价　19.80 元
本社图书如存在印装质量问题请与本社联系调换

内容提要

泌尿系结石怎么防？怎么治？本书从"未病先防，既病防变"的理念出发，分别从基础知识、发病信号、鉴别诊断、综合治疗、康复调养和预防保健六个方面进行介绍，告诉您关于泌尿系结石您需要知道的有多少，您能做的有哪些。

阅读本书，让您在全面了解泌尿系结石的基础上，能正确应对泌尿系结石的"防"与"治"。本书适合泌尿系结石患者及家属阅读参考，凡患者或家属可能存在的疑问，都能找到解答，带着问题找答案，犹如专家与您面对面。

专家与您面对面

丛书编委会（按姓氏笔画排序）

前言

"健康是福"已经是人尽皆知的道理。有了健康，才有事业，才有未来，才有幸福；失去健康，就失去一切。那么什么是健康？健康包含三个方面的内容，身体好，没有疾病，即生理健康；心理平衡，始终保持良好的心理状态，即心理健康；个人和社会相协调，即社会适应能力强。健康不应以治病为本，因为治病花钱受罪，事倍功半，是下策。健康应以养生预防为本，省钱省力，事半功倍，乃是上策。

然而，污染的空气、恶化的水源、生活的压力等等，来自现实社会对健康的威胁却越来越令人担忧。没病之前，不知道如何保养，一旦患病，又不知道如何就医。基于这种现状，我们从"未病先防，既病防变"的理念出发，邀请众多医学专家编写了这套丛书。丛书本着一切为了健康的目标，遵循科学性、权威性、实用性、普及性的原则，简明扼要地介绍了100种疾病。旨在提高全民族的健康与身体素质，消除医学知识的不对等，把健康知识送到每一个家庭，帮助大家实现身心健康的理想。本套丛书的章节结构如下。

第一章 疾病扫盲——若想健康身体好，基础知识须知道；

第二章 发病信号——疾病总会露马脚，练就慧眼早明了；

第三章 诊断须知——确诊病症下对药，必要检查不可少；

第四章 治疗疾病——合理用药很重要，综合治疗效果好；

第五章 康复调养——三分治疗七分养，自我保健恢复早；

第六章 预防保健——饮食护理习惯好，远离疾病活到老。

按照以上结构，作者根据在临床工作中的实践体会，和就诊时患者经常提出的一些问题，对100种常见疾病做了系统的介绍，内容丰富，深入浅出，通俗易懂。通过阅读，能使读者在自己的努力下，进行自我保健，以增强体质，减少疾病；一旦患病，以利尽早发现，及时治疗，早日康复，将疾病带来的损害降至最低限度。一书在手，犹如请了一位与您面对面交谈的专家，可以随时为您答疑解惑。丛书不仅适合患者阅读，也适用于健康人群预防保健参考所需。限于水平与时间，不足之处在所难免，望广大读者批评、指正。

编者

2015 年 10 月

目录

第1章　**疾病扫盲**
——若想健康身体好，基础知识须知道

第2章　发病信号

——疾病总会露马脚，练就慧眼早明了

第3章 诊断须知

——确诊病症下对药，必要检查不可少

第4章 治疗疾病
——合理用药很重要，综合治疗效果好

第5章 康复调养
——三分治疗七分养，自我保健恢复早

第6章 **预防保健**
　　——饮食护理习惯好，远离疾病活到老

第 1 章

疾病扫盲

若想健康身体好，基础知识须知道

尿路包括哪些器官，有何主要功能

尿路由上尿路和下尿路共同组成。上尿路包括肾盏、肾盂及输尿管；下尿路包括膀胱和尿道。

尿路的主要功能是排泄尿液。由肾脏连续不断生成的尿液，持续地通过肾盏进入肾盂，由于肾盂的收缩而被送入输尿管，因输尿管的蠕动，将尿液推送到膀胱并暂时贮存。当膀胱内的尿量达到一定程度时，通过神经系统的作用才引起排尿，将尿液通过尿道排出体外。因此，排尿过程是间歇进行的。

肾脏的主要结构

肾脏位于腰部，左右两侧各一个，形如蚕豆。正常成人肾脏长 10 ~ 12 厘米，宽 5 ~ 6 厘米，厚 3 ~ 4 厘米，每个肾脏重量为 120 ~ 150 克。

肾脏为实质器官，其内部结构大体上可分为肾实质和肾盂两部分。肾单位是肾脏结构和功能的基本单位，每个肾脏约有 100 万 ~ 200 万个肾单位，每个肾单位都由一个肾小体和一条与其相连通的肾小管组成。每个肾小体包括肾小球和肾小囊两部分，肾小球是一团毛

细血管网；肾小囊有两层，均由单层上皮细胞构成，外层（壁层）
与肾小管管壁相通，内层（脏层）紧贴在肾小球毛细血管壁外面，
内外两层上皮之间的腔隙称为囊腔，与肾小管管腔相通。肾小管长
而弯曲，分成近球小管、髓袢细段、远球小管三段，其终末部分为
集合管，是尿液浓缩的主要部位。肾单位之间有血管和结缔组织支撑，
称为肾间质。

　　肾实质可分为肾皮质和肾髓质。在肾脏的额切面上，可见深红
色的外层为皮质，浅红色的内层为髓质。皮质包绕髓质，并伸展进
入髓质内，形成肾柱；髓质由十几个锥体构成，锥体的尖端称为肾
乳头，伸入肾小盏。每个乳头有许多乳头孔，为乳头管的开口，形
成筛区，肾内形成的尿液由此进入肾小盏。肾小盏呈漏斗状，每个
肾小盏一般包绕 1 个肾乳头，有时包绕 2 ~ 3 个。每个肾脏约有 7 ~ 12
个肾小盏，几个肾小盏组成 1 个肾大盏，几个肾大盏集合成肾盂。
肾盂在肾门附近逐渐变小，出肾门移行于输尿管。

🛁 肾脏的生理特征

　　肾脏在解剖学上属腹膜后脏器。位于腹腔后上部，腹后壁的前
方，脊柱和大血管的两侧。人的右肾较左肾低 1.5 厘米左右，女性

低于男性，儿童低于成人，新生儿位置更低。此外，肾脏的高度随体位和呼吸而变动，站立时比卧位时低 2.5 厘米，呼吸时随膈的升降而上下移动。肾的体表投影：位于上腹部，左肾上极平剑突处尖部，下极平第 10 肋下最低点。右肾下极则稍低于肋下平面，伸入中腹部。卧位时，肾门平胃的幽门平面，肾的上下极分别离人体正中面 2.5 厘米和 5.5 厘米，瘦弱的人腹肌松弛，用力吸气时，医生可用腰腹双合诊法触得右肾下极。

肾的长度相当于四个椎体的总高度，肾门一般平第 1 腰椎，上极平第 12 胸椎，下极平第 3 腰椎，距髂嵴最高点 2.5 ～ 5 厘米。

左肾上极内侧部与半月形的左肾上腺贴着，前中部与胰腺尾部、脾脏血管邻接，下部与结肠脾曲毗邻。右肾上极内亦有锥形肾上腺贴着，前上方与肝相邻，下部与小肠襻相邻；内侧缘与十二指肠降部贴着，下部与结肠肝曲邻接。因此，如果邻近脏器有病变均对肾脏有所影响。

肾脏的主要功能

排泄是机体物质代谢全过程中的最后一个环节，是机体最基本的生命活动之一。肾脏的基本生理功能是生成尿液，从尿液中排出各种需要消除的水溶性物质。肾脏泌尿活动的生理意义，一方面是排泄上述各种新陈代谢的终产物以及进入体内的药物和异物等；另一方面又调控体液的容量及其成分的排出，保留体液中各种对机体有用的营养物质和重要的电解质，如钠、钾、碳酸氢盐以及氯离子等，排出过多的水和电解质，尤其是氢离子。从肾脏排出的物质种类最多，数量很大，而且可随着机体的不同情况而改变尿量和尿中物质的排出量，在调节机体的水和渗透压平衡、电解质和酸碱平衡中起着重要的作用。因此，肾脏已不再被认为是单纯的排泄器官，而是机体内环境调节系统甚为重要的组成部分。此外，肾脏还能产生多种具有生物活性的物质，即兼有一些内分泌功能，例如产生促红细胞生成素、肾素、前列腺素和高活性的维生素 D_3 等，能起到调节血压、促进红细胞生成和调节钙磷代谢等作用。故肾脏是维持人体生命和正常功能所必需的重要器官。

如何生成尿液

肾脏是生成尿液的器官。当人们喝了汽水、茶水、汤等液体，经过胃肠道吸收进入血液，通过血液循环，再经过肾脏处理后形成尿液排出体外。因此，尿液直接来源于血液。当血液流过肾小球毛细血管时，除血细胞和大分子蛋白质外，几乎所有血浆成分，包括少量分子量较小的血浆蛋白都通过肾小球膜，滤到肾小球囊内形成原尿。这是尿液生成的第一步。正常成人两侧肾脏的血流量每分钟约为 1000 ~ 1200 毫升。其中，血浆流量每分钟约为 600 ~ 700 毫升。这个数据表明，肾小球的滤过液不是都排出体外，其中大部分被肾小管重新吸收。因此，把肾小球的滤过液叫作"原尿"，而经过膀胱排出的尿才叫作"尿"或称为"终尿"。从数量上看，两侧肾脏每分钟形成的滤液约为 125 毫升，每天就有 180 升，而每分钟经肾脏最后形成的尿液约 1 毫升，每天约为 1.5 升，这就是说，尿量只为滤液量的 1%。从质量上看，原尿的成分与血浆成分很接近，几乎相同，但与排出的终尿有显著差异。尿的生成主要经过 3 个过程：

（1）肾小球的滤过作用。血液流经肾小球时，血浆中的水分和其他物质（电解质和小分子有机物）从肾小球滤过，而形成肾小球滤过液，即原尿。

（2）肾小管的重吸收作用。原尿经过肾小管，99% 的水分被重吸收，还有葡萄糖和蛋白质等营养物质也全部被重吸收到血液中。钠离子、氯离子、水和尿素，虽然在肾小管各段均能重吸收，但主要是在近曲小管重吸收。

（3）肾小管和集合管的分泌作用。尿液中有相当一部分物质是

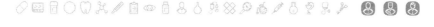

由肾小管和集合管上皮细胞将它们周围毛细血管血液中的一些成分，以及这些细胞本身产生的一些物质分泌或排泄到管腔中的。

人排出的尿，其尿量和成分之所以能维持在正常状态，均与滤过、重吸收、分泌三个过程有密切的关系。如果肾小球的通透性增加了，或肾小管的重吸收作用减弱了，或肾小管的排泄与分泌功能失常了，都会直接影响到尿量或尿中成分的改变。由此，对尿量的变化和尿中异常成分的分析，有助于临床诊断和对治疗情况的观察。

肾脏如何排泄体内的毒素

人体内的毒素究竟是些什么物质呢？过去一直认为主要是尿素，实际上，导致尿毒症的毒素种类繁多，公认的是尿素、尿酸、肌酐、肌酸，还有胍类、酚类、吲哚类、芳香酸和脂肪酸等这些有毒的代谢产物大量潴留于体内，使肾脏的排泄、调节、内分泌等功能发生障碍，引起慢性肾衰竭。

尿素是蛋白质及氨基酸分解代谢的主要最终产物，也是氨在肝脏中进行解毒的产物。正常成人血浆中尿素的浓度约为 3.2 ～ 7.0 毫摩尔 / 升（9 ～ 20 毫克 / 分升），而每日尿中排出的尿素约有 10 ～ 30 克。食入蛋白质越多，尿中排出尿素越多，因此，排泄尿素是肾脏的主要功能之一。

尿酸在正常人血浆浓度为 178 ~ 488 毫摩尔 / 升（3.0 ~ 8.2 毫克 / 分升），其中约 25% 与血浆蛋白质结合，大部分以游离的钠盐溶解在血浆中，可以自由滤过肾小球。近曲小管对尿酸的重吸收可达 98% ~ 100%，为主动转运。近曲小管还能主动分泌尿酸，但大部分在排出过程中被再重吸收，通过重吸收——分泌——重吸收的过程，经终尿排出的尿酸约为肾小球滤过量的 6% ~ 10%，每日尿中所含的尿酸约有 0.1 ~ 1.0 克。

肌酸及肌酐是可以通过肾小球滤过的小分子物质。滤过后，在近曲小管中可全部重吸收，故正常成年人尿中并无肌酸排出。肌酐主要由肌酸通过不可逆的脱水反应在肌肉中缓慢形成，再释放到血液中，随尿排泄。因此，肌酐的排泄量不易受饮食的影响，而与体内肌肉总量关系密切。

尽管尿中毒素种类较多，但临床上判断肾功能情况，常根据血尿素氮、血肌酐及血尿酸的客观指标进行分析。

肾脏对钠、钾、氯的排泄与调节

医生对肾脏病患者的钠、钾、氯等电解质特别关注，需经常反复检查，对其进行监测。这是因为肾脏是钠、钾、氯的主要排泄场所。在体液中，钠离子是细胞外液中最主要的电解质，钾离子是细胞内液中最主要的电解质。钠、钾、氯的排泄直接关系到体内这些离子的相对平衡，对保持正常体液的渗透压、体液量以及酸碱平衡具有极为重要的意义。

尿钠是通过肾脏的滤过和重吸收作用后排出体外的。正常成人，血浆的钠离子浓度为 138 ～ 145 毫摩尔/升，绝大部分是以氯化钠的形式存在，其次是碳酸氢钠等。肾小球滤过率一般为 180 升/24 小时，而每日排出的钠离子仅 3 ～ 5 克，99% 以上的钠离子被肾小管和集合管重吸收，其中大部分在近曲小管中重吸收，其余为髓祥升支、远曲小管和集合管重吸收。钠的排泄受以下多种因素的影响。

（1）肾小球滤过率与球管平衡。每单位时间从肾小球滤过的钠离子量，对尿钠的排出具有重要影响。近端小管重吸收钠离子的量随肾小球滤过率的变化而变化。若无球管平衡，当滤过的钠离子增加1%时，终尿中排出的钠量会增加两倍以上。

（2）肾上腺皮质激素有保钠作用，其中，以醛固酮的作用为最强，醛固酮增多可导致水钠潴留。

（3）肾动脉压或肾静脉压增加可使钠的重吸收减少。诸如以上的原因都可以影响钠的排泄。

正常人血清钾浓度为 3.5 ～ 5.5 毫摩尔 / 升，每日从尿排出 1.2 ～ 3.2 克，肾脏保留钾的能力不如钠。血清钾几乎全部要从肾小球滤过，其中 98% 左右在近曲小管重吸收，小部分在髓袢吸收。肾脏排泄钾的因素主要有下列几个方面。

（1）钾平衡。正常人摄入钾盐增加时，尿钾排出也增加。

（2）肾小管细胞内钾的浓度。当肾小管细胞内钾离子浓度增加时，远曲小管对钾的重吸收减少，尿钾的排出增加；反之，则尿钾排出减少。

（3）远曲小管和集合管中钠离子的含量。每当远曲小管对钠的重吸收增加时，钾的分泌量即增加。

（4）醛固酮的影响。当血清钾离子浓度升高时，可促进肾上腺皮质分泌醛固酮，从而使钾排泄增加，使钾离子浓度恢复正常。这对维持正常血钾浓度具有重要意义。

正常人血浆中氯离子的浓度约为 98 ～ 108 毫摩尔 / 升，主要存在于细胞外液，细胞内液的氯离子浓度只有 1 毫摩尔 / 升，血液中氯几乎都以氯化钠的形式存在。每日随尿滤出的氯量约为 5 ～ 9 克。肾小球滤过液中的氯离子，99% 在肾小管中重吸收入血，其中 60% ～ 80% 在近曲小管重吸收。由于钠在近端小管主动重吸收，引

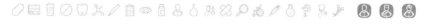

起水被动重吸收，使管腔中氯、钾离子等浓度升高，通过扩散而被动重吸收。因此，钠的主动重吸收直接关系着包括氯在内的钾、钙等离子的重吸收。凡未被重吸收的氯，主要以氯化钠形式随尿排出，小部分以氯化铵由尿排出。尿氯的排泄量，主要受摄入钠盐的影响，其次与肾小管液中的酸碱度有关，肾小管泌氢离子增加，远曲小管重吸收氯离子减少，尿中排氯增加。

综上所述，肾脏通过钠、钾、氯等排泄的调节，保持体内钾、钠、氯的正常水平，对维持人体正常的生理功能具有重要意义。

肾脏在酸碱平衡中的作用

人体的体液有一定的酸碱度，这种酸碱平衡是维持人体生命活动的重要基础。人体在正常膳食情况下，体内产生大量的酸性物质和少量的碱性物质。酸性物质主要有两大类：碳酸（挥发性酸）和固定酸（非挥发性酸）。糖、脂类、蛋白质氧化分解产生的硫酸、磷酸、乳酸、丙酮酸等酸性物质，主要由肾脏排出体外，称为固定酸。固定酸主要由蛋白质生成，体内生成固定酸的数量和食物蛋白质含量成正比。固定酸必须被中和并由肾脏排出，否则，会对机体造成严重的危害。正常情况下，代谢产生的酸性物质或碱性物质进入血液不会引起血液 pH 的显著变化，主要是由于体内有一系列的调节机制，即：①体液中的缓冲系统。②呼吸系统。③肾脏。肾脏的调节作用虽缓慢，但能完整地调节血液 pH。这是肾脏的重要功能之一。机体产生的固定酸，每天约为 40 ~ 60 毫摩尔氢离子，它们可以通过肾小管泌氢作用自尿液中排出。近曲小管、远曲小管、集合管细胞都可以泌氢。肾小管在排出酸性尿时，通过氢离子—钠离子交换，生成新的碳酸氢根离子，从而使在体液缓冲系统和呼吸系统调节机制中损失的碳酸氢根离子得到补充。同时，血浆氢离子浓度和二氧化碳分压的升高，均可刺激呼吸中枢，加强呼吸运动，使二氧化碳排出增多，血浆碳酸浓度下降。由于碳酸氢根离子的补充和碳酸的减少，使血浆中碳酸氢根离子与碳酸的比值不因对固定酸的缓冲而发生明显改变，使血浆 pH 保持在正常范围。这样，肾脏通过对肾小球滤过的碳酸氢盐的重吸收和生成新的碳酸氢盐，从而使细胞外液中的碳酸氢盐的浓度保持稳定，以维持体液的酸碱平衡。此外肾脏的泌氢离子和碳酸氢根离子重吸收功能受动脉血的二氧化碳分压、血钾浓度等多种因素的影响。原发性代谢性酸中毒或碱中毒的形成，主要与呼吸运动和肾脏活动有关，其中肾脏起着更大的作用。

何为输尿管

输尿管上接肾盂，下连膀胱，是一对细长的管道，呈扁圆柱状，管径平均为 0.5 ~ 0.7 厘米。成人输尿管全长 25 ~ 35 厘米，位于腹膜后，沿腰大肌内侧的前方垂直下降进入骨盆。输尿管有三个狭窄部：一个在肾盂与输尿管移行处（输尿管起始处）；一个在越过小骨盆入口处；最后一个在进入膀胱壁的内部。这些狭窄是结石、血块及坏死组织容易停留的部位。女性输尿管则越过子宫颈外侧至膀胱。输尿管—膀胱连接处有一种特殊结构，即瓦耳代尔鞘，它能有效地防止膀胱内尿液反流到输尿管。

膀胱的主要解剖结构及功能

膀胱是一个中空性肌囊，可分为底、体及颈 3 部分。膀胱颈为膀胱底部下端与尿道连接处。输尿管与膀胱连接处的纵形肌纤维进入膀胱后呈扇形散开，构成膀胱三角。三角区内有 3 个开口，即两个输尿管开口和一个尿道内口。男性膀胱位于直肠、精囊和输尿管的前方，下与前列腺邻接；女性膀胱位于子宫的前下方和阴道上部的前方。膀胱组织结构也和肾盏、肾盂一样分为 3 层。膀胱肌肉活动受神经系统的支配与控制。膀胱三角区是炎症、结核及肿瘤的易发部位。

膀胱的生理功能是储存尿液和周期性排尿。在正常情况下，大脑皮层对脊髓排尿中枢起到制约作用，膀胱逼尿肌处于持续的轻度收缩状态，使膀胱内压经常保持在 $10cmH_2O$ 以下，即使当膀胱内尿量增加时，由于膀胱具有较大的伸展性，其容积能随尿量的增多而增大，其内压也无多大变化。当尿量增加到 400 ~ 500 毫升时，膀胱内压超过 $10cmH_2O$ 并明显升高，这时膀胱壁的牵张感受器受刺激而兴奋，神经冲动传入大脑皮层排尿反射中枢，产生排尿欲。如果条件许可排尿，则冲动传出，引起逼尿肌收缩、内括约肌松弛，尿液进入后尿道，并刺激后尿道的感受器，进一步加强其活动，并反射性地使外括约肌开放，尿液就在强大的膀胱内压下被排出。尿液对尿道的刺激还可进一步使排尿反射活动一再加强，直至排完为止。如果条件不许可或不去进行排尿，则膀胱内尿量继续增多，当达到700 毫升时，膀胱内压也增到 $35cmH_2O$，此时逼尿肌出现节律性收缩，排尿欲明显增大，不过，此时还可由意志控制得住。如果等到膀胱内压达到 $70cmH_2O$ 以上时，便会出现明显痛感以致不得不去排尿。

此外，膀胱内容量与排尿感觉之间的关系还受精神因素和下尿路病变的影响。由于排尿活动在很大程度上受到意识的控制，在膀

14

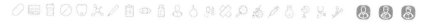

胱充盈不足时也能完成排尿动作，因此，在精神紧张时，通常有人表现为尿意频繁。正常人在每次排尿后，膀胱内并非完全空虚，一般还有少量尿液残留，称为残留尿。正常成人的残留尿量约 10 ~ 15 毫升。残留尿量的多少与膀胱功能有着密切关系。老年人残留尿量通常有所增加。残留尿量的增加是导致下尿路感染的常见原因之一。

何为尿道，男女尿道有何区别

尿道是排尿的通道。女性尿道与男性尿道有很大的不同。从功能上看，女性尿道仅是一个排尿的通道，而男性尿道除了排尿外，还是精液和前列腺液的排出通道，因此，介绍尿路感染时常涉及前列腺。

女性尿道长约 3 ~ 5 厘米，紧贴阴道前壁，开口于阴道口地上前方。女性尿道较男性短而宽，内层向腔内突入形成皱襞，近膀胱处的尿道黏膜由移行上皮组成，尿道黏膜下有许多腺体。尿道外口为矢状裂缝，周围被尿道、阴道括约肌环绕。

男性尿道长约 17 ~ 20 厘米，分为尿道前列腺部、尿道膜部及尿道海绵体部。以尿道膜部为界，上、下分别称为后尿道及前尿道。尿道全长有 3 个狭窄和 3 个扩张部。3 个狭窄分别为尿道内口、尿道膜部及尿道外口。3 个扩张部分别是前列腺部、壶腹部及舟状窝。阴茎下垂时，尿道全长有两个弯曲，即耻骨下曲和耻骨前曲。当阴茎上提时，耻骨前曲消失。因此，临床上给男性患者导尿时，必须先将阴茎上提，这样才能顺利插入导尿管。

何为尿路感染

尿路感染是指病原体在机体内尿路中生长繁殖，侵犯尿路黏膜或组织而引起的尿路炎症。细菌是最常见的病原体，真菌、病毒、寄生虫等也可引起感染。

根据感染发生的部位，尿路感染分为上尿路感染和下尿路感染。上尿路感染主要指肾盂肾炎，即肾实质和肾盂的感染性炎症，由于细菌入侵肾脏所致。肾盂肾炎临床上分为急性肾盂肾炎和慢性肾盂肾炎。急性肾盂肾炎多数是致病菌经膀胱、输尿管而到达肾脏，引起炎症，主要表现急性间质性炎症和肾小管上皮细胞不同程度的坏死。关于慢性肾盂肾炎的定义，目前，多数学者认为过去此诊断过于滥用，认为慢性肾盂肾炎应仅限于肾盂、肾盏有明确的炎症、纤维化和变形者。如果用此诊断标准，则绝大部分慢性肾盂肾炎是在尿路梗阻、尿流不畅或膀胱——输尿管反流的基础上附加尿路感染所致。如果没有上述情况，尿路感染常不会引起严重的慢性肾脏疾患。因此，急慢性肾盂肾炎的鉴别，不应该由其病程长短或反复发作的次数来划分，而应该由影像学显示肾盂肾盏是否有变形来区别。下尿路感染主要为尿道炎和膀胱炎，其感染性炎症仅局限于尿道和膀胱。

　　根据有无尿路功能或解剖上的异常，尿路感染分为复杂性尿路感染和单纯性尿路感染。复杂性尿路感染是指：①尿路有器质性或功能性异常，引起尿路梗阻，尿流不畅。②尿路有异物，如结石、留置导尿管等。③肾内有梗阻，如在慢性肾实质疾病基础上发生的尿路感染，多数为肾盂肾炎，可引起肾组织损害。长期反复感染或治疗不彻底，可进展为慢性肾衰竭。单纯性尿路感染则无上述情况，不经治疗其症状及菌尿可自行消失，或成为无症状性菌尿。成人肾盂肾炎如属单纯性，很少引起终末期肾病或病理上的慢性肾盂肾炎。

　　根据病史，尿路感染又分为初发和再发，后者又分为复发和再感染。初发性尿路感染即第一次发作；复发是指治疗不彻底，常在停药后6周内再次发作，与原初感染的细菌同株同血清型，多见于肾盂肾炎。再感染是指原初感染已治愈，由不同菌株再次感染，常发生在原初治疗停药6周之后，多见于膀胱炎。再发频繁者必须寻找原因。

　　过去临床中研究的尿路感染，多指一般细菌，尤其是大肠杆菌引起的感染。近年来，随着医学研究的发展，对 L－型细菌、真菌、寄生虫尿路感染以及男性、小儿、妊娠期、慢性肾衰并发的尿路感染等特殊的尿路感染有了新的认识。

什么是肾结石

肾结石指发生于肾盏、肾盂及肾盂与输尿管连接部的结石。肾是泌尿系形成结石的主要部位，其他任何部位的结石都可以原发于肾脏，输尿管结石几乎均来自肾脏，而且肾结石比其他任何部位结石更易直接损伤肾脏，因此早期诊断和治疗非常重要。

肾结石的流行情况

肾结石易发于青壮年，男性多于女性。结石多位于肾盂内，其次是肾下盏。单侧多见，左右侧发病率相似，双侧占 10%。近 75% 的肾结石主要成分是草酸钙，另外还有 5% 为纯磷酸钙。草酸钙在结石中以单水化合物或二水化合物的形式存在，而磷酸钙则多以羟磷灰石，偶以磷酸氢钙存在。在正常尿液中，二者都是易溶的。

🧑‍⚕️ 肾结石的病因

肾结石的形成过程是某些因素造成尿中晶体物质浓度升高或溶解度降低，呈过饱和状态，析出结晶并在局部生长、聚集，最终形成结石。在这一过程中，尿晶体物质过饱和状态的形成和尿中结晶形成抑制物含量减少是最重要的两个因素。①过饱和状态的形成见于尿量过少，尿中某些物质的绝对排泄量过多，如钙、草酸、尿酸、胱氨酸和磷酸盐等；尿 pH 变化：尿 pH 下降（< 5.5）时，尿酸溶解度下降；尿 pH 升高时，磷酸钙、磷酸氨镁和尿酸钠溶解度下降；尿 pH 变化对草酸钙饱和度影响不大。有时过饱和状态是短暂的，可由短时间内尿量减少或餐后某些物质尿排量一过性增多所致，故测定 24 小时尿量及某些物质尿排量不能帮助判断是否存在短暂的过饱和状态。②尿中结晶形成的抑制物减少。正常尿液中含有某些物质能抑制结晶的形成和生长，如焦磷酸盐抑制磷酸钙结晶形成；黏蛋白和枸橼酸则抑制草酸钙结晶形成，尿中这类物质减少时就会形成结石。③成核作用。同质成核指一种晶体的结晶形成。以草酸钙为例，当出现过饱和状态时这两种离子形成结晶，离子浓度越高，结晶越多越大。较小结晶体外表的离子不断脱落，研究提示只有当含100 个以上离子的结晶才有足够的亲和力使结晶体外表离子不脱落，

结晶得以不断增长。此时所需离子浓度低于结晶刚形成时。异质成核指如两种结晶体形状相似，则一种结晶能作为核心促进另一种结晶在其表面聚集。如尿酸钠结晶能促进草酸钙结晶形成和增长。尿中结晶形成后如停留在局部增长则有利于发展为结石。很多结晶和小结石可被尿液冲流而排出体外。当某些因素如局部狭窄、梗阻等导致尿流被阻断或缓慢时，有利于结石形成。

影响肾结石形成的因素

（1）尿液晶体物质排泄量增高

①高钙尿：正常人每天摄入 25 毫摩尔钙和 100 毫摩尔钠时，每天尿钙排量＜ 7.5 毫摩尔（或 0.1mmol/kg）；每天摄入 10 毫摩尔时，尿钙排量＜ 5 毫摩尔。持续高钙尿是肾结石患者最常见的独立异常因素，所引起的结石多为草酸钙结石，纠正高钙尿能有效防止肾结石复发。因此高钙尿在肾结石发病中起着非常重要的作用。按其发病机制可分为下列四种类型。a. 吸收性高钙尿：最常见，见于 20%～40% 的肾结石患者。其病因多为一些肠道疾病（如空肠）引起肠道钙吸收增多，血钙升高，抑制甲状旁腺激素（PTH）分泌。由于血钙升高导致肾小球滤过钙增多，PTH 减少导致肾小管重吸收

钙减少，造成尿钙增多，使血钙恢复正常。钙摄入增多，维生素 D 中毒和结节病引起的维生素 D 增多，也可导致吸收性高钙尿。此类患者由于代偿性钙排泄增多，血钙浓度常在正常范围。b. 肾性高钙尿：系特发性高钙尿的一种，约占肾结石患者的 1% ~ 3%。由于肾小管尤其是近端小管功能异常，导致重吸收钙减少。此类患者常发生继发性甲状旁腺功能亢进，PTH 分泌增多；而 1, 25（OH）$_2$D$_3$ 合成也增多，从而骨钙动员和肠钙吸收均增加，患者血钙常可正常。c. 骨吸收性高钙尿：主要见于原发性甲状旁腺功能亢进，约占肾结石患者的 3% ~ 5%；而原发性甲旁亢患者 10% ~ 30% 并发肾结石。另外尚见于甲状腺功能亢进、转移性骨肿瘤、长期卧床所致的骨质吸收和库欣氏综合征。d. 不伴 PTH 升高的饥饿性高钙尿：约见于 5% ~ 25% 的肾结石患者。某些因素如肾磷排泄增多引起低磷血症而导致 1,25（OH）$_2$D$_3$ 合成增多，后者抑制 PTH 分泌，从而增加尿钙排泄。

②高草酸尿：正常人每天尿草酸排量为 15 ~ 60mg。草酸是除钙以外肾结石的第二重要组成成分，但大多数草酸钙肾结石患者并没有草酸代谢异常。高草酸尿多见于肠道草酸吸收异常，或称肠源性高草酸尿，占肾结石患者的 2%。正常人肠腔内钙与草酸结合可阻止草酸吸收，回肠疾病（如回肠切除、空 - 回肠旁路形成术后、感

染性小肠疾病、慢性胰腺和胆道疾病时）由于脂肪吸收减少，肠腔内脂肪与钙结合，因而没有足够的钙与草酸结合，导致结肠吸收草酸增多；而未吸收的脂肪酸和胆盐本身还可损害结肠黏膜，导致结肠吸收草酸增多。另外在吸收性高钙尿时，由于肠吸收钙增多，也可引起草酸吸收增多。高草酸尿偶见于草酸摄入过多、维生素 B 缺乏、维生素 C 摄入过多和原发性高草酸尿。后者分 Ⅰ 型和 Ⅱ 型，Ⅰ 型是由于肝脏内的丙氨酸 – 乙醛酸转氨酶（AGT）有缺陷引起的；Ⅱ 型则是肝脏 D– 甘油酸脱氢酶和乙醛酸还原酶不足导致尿草酸和甘油酸排泄增多。任何原因引起的高草酸尿可致肾小管及间质损害，导致肾结石。

③高尿酸尿：正常人一般每天尿酸排量≤ 4.5 毫摩尔。高尿酸尿是 10% ～ 20% 草酸钙结石患者的唯一生化异常，有人称之为"高尿酸性草酸钙结石"，并作为一个独立的肾结石类型。另外，40% 高尿酸尿患者同时存在高钙尿症和低枸橼酸尿症。高尿酸尿症的病因有原发性及骨髓增生性疾病、恶性肿瘤尤其是化疗后、糖原累积症和 Lesch–Nyhan 综合征。慢性腹泻如溃疡性结肠炎、局灶性肠炎和空 –回肠旁路成形术后等因素，一方面肠道碱丢失引起尿 pH 下降，另一方面尿量减少，从而促使形成尿酸结石。

④高胱氨酸尿：系近端小管和空肠对胱氨酸、赖氨酸等转运障

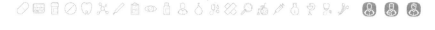

碍所致的遗传性疾病。由于肾小管转运障碍，大量胱氨酸从尿中排泄。尿中胱氨酸饱和度与 pH 有关，当尿 pH 为 5 时，饱和度为 300mg/L；尿 pH7.5 时，则饱和度为 500mg/L。

⑤黄嘌呤尿：是一种罕见的代谢性疾病，因缺乏黄嘌呤氧化酶，次黄嘌呤向黄嘌呤及黄嘌呤向尿酸的转化受阻，导致尿黄嘌呤升高（＞13mmol/24h），而尿酸减少。在应用别嘌呤醇治疗时，因黄嘌呤氧化酶活性受抑制而尿黄嘌呤增高，但在没有机体原有黄嘌呤代谢障碍基础的情况下，一般不致发生黄嘌呤结石。

（2）尿液中其他成分对结石形成的影响

①尿 pH：对肾结石的形成改变有重要影响。尿 pH 降低有利于尿酸结石和胱氨酸结石形成；而 pH 升高有利于磷酸钙结石（pH ＞ 6.6）和磷酸铵镁结石（pH ＞ 7.2）形成。

②尿量：尿量过少则尿中晶体物质浓度升高，有利于形成过饱和状态。约见于 26% 肾结石患者，且有 10% 患者除每日尿量少于 1L 外无任何其他异常。

③镁离子：能抑制肠道内草酸的吸收以及抑制草酸钙和磷酸钙在尿中形成结晶。

④枸橼酸：能显著增加草酸钙的溶解度。

⑤低枸橼酸尿：枸橼酸与钙离子结合而降低尿中钙盐的饱和度，

抑制钙盐发生结晶。尿中枸橼酸减少，有利于含钙结石尤其是草酸钙结石形成。低枸橼酸尿见于任何酸化状态如肾小管酸中毒、慢性腹泻、胃切除术后，噻嗪类利尿药引起低钾血症（细胞内酸中毒）、摄入过多动物蛋白以及尿路感染（细菌分解枸橼酸）。另有一些低枸橼酸尿病因不清楚。低枸橼酸尿可作为肾结石患者的唯一生化异常（10%）或与其他异常同时存在（50%）。

（3）尿路感染

持续或反复尿路感染可引起感染性结石。含尿素分解酶的细菌如变形杆菌、某些克雷白杆菌、沙雷菌、产气肠杆菌和大肠杆菌，能分解尿中尿素生成氨，使尿 pH 升高，促使磷酸铵镁和碳酸磷石处于过饱和状态。另外，感染时的脓块和坏死组织等也促使结晶聚集在其表面形成结石。在一些肾脏结构异常的疾病如异位肾、多囊肾、马蹄肾等，反复感染及尿流不畅而发生肾结石。感染尚作为其他类型肾结石的并发症，而且互为因果。

（4）饮食与药物

饮用硬化水；营养不良、缺乏维生素 A 可造成尿路上皮脱落，形成结石核心；服用氨苯蝶啶（作为结石基质）和乙酰唑胺。另外约5%肾结石患者不存在任何生化异常，其结石成因不清楚。

肾结石的结构

结石很少由单纯一种晶体组成，大多有两种或两种以上，而以其中一种为主体。90%结石含钙质，如草酸钙、磷酸碳酸钙和磷酸铵镁。不含钙的结石由尿酸和胱氨酸为核心构成。在X线片上绝大多数钙结石能显影，结石在X线上的密度以及其表面光滑或不规则程度，对判定结石成分有所帮助。

（1）草酸钙结石：最为常见，占71%～84%。尿中单水草酸钙结晶常与红细胞相似，亦可呈哑铃状。形状和大小具双折光性。二水草酸钙结晶呈双锥体状，弱双折光性。结石呈球形、椭圆形、菱形或桑葚状，深褐色，质甚坚硬，表面粗糙，故易损伤组织引起血尿，多见于碱性尿。有时可形成小球形而边缘光滑的结石，可见球状分层，极易合并输尿管梗阻。结石也可呈树状排列或单独存在，X线特征为结石中有较深的斑纹，边缘不规则，有时呈肾盂或肾盏外形。

（2）磷酸钙和碳酸钙结石：磷酸钙结晶无定形，且因太小不能确定其折光性。结石颗粒状、灰白色，在碱性尿液中可迅速增大，单纯型很罕见，多与草酸钙或磷酸铵镁混合成石。X线显影清晰，层状纹较明显，有时充填整个肾盂、肾盏的腔隙，呈鹿角形。

（3）尿酸结石：占5%～10%。无水尿酸，结晶很小，无定形。

二水尿酸结晶呈"泪滴"状或方片状，具双折光性。结石呈圆形或椭圆形，表面光滑，橘红色，质坚硬，切面呈放射状排列，在酸性尿液中易发生，由于多数由单一尿酸组成，X线下显影较淡或不显影。

（4）胱氨酸结石：约占1%，其结晶呈六角形状。结石淡黄色，表面光滑，质柔软，因含硫而在X线片上易显影。

（5）磷酸铵镁结石：增大较快，结石大多呈"鹿角"状，X线显影清晰，结石密度不均。尿内结晶呈长方体。

肾结石的发病机制

结石引起的病理改变取决于结石的大小、形状和位置。位于肾盂输尿管连接部的小结石因梗阻造成肾盂积水使肾脏慢性失功；而大结石则可能危害较小。结石的大小和形状都不一致，单发抑或多发也各有所异。造成的病理损害主要表现在以下方面。

（1）黏膜损伤

结石可以引起肾盂黏膜的上皮增生，使细胞层次增多，同时可以有不典型增生。应用电镜可发现，在结石形成早期肾脏的一些超微结构即发生损伤性改变，如肾小管微绒毛脱落，线粒体变性等；光镜下可见肾乳头的钙化斑。结石形成后对肾盂和肾盏黏膜的直接

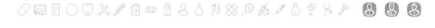

损伤可使之发生上皮细胞脱落，并形成溃疡或增生。长期的慢性刺激可能导致鳞状上皮化生，化生常为灶性，但不如膀胱的鳞状上皮化生那样广泛，化生的上皮可有增生和不典型增生两种。黏膜恶变的发生较少见，可为鳞状细胞癌和移行细胞癌。鳞状细胞癌常与较大的结石如鹿角样结石、多发性结石、肾盂积水等合并；鳞状细胞癌的肾脏多无功能，预后也差。

（2）梗阻

这是结石引起的常见和严重损害。梗阻部位常为肾盂输尿管连接部，即使只是部分性梗阻，也会造成肾功能的进行性损害。梗阻发生后，肾脏的血供开始重新分配，使髓质血流减少，导致肾小球的滤过功能和肾小管分泌功能降低。如果肾积水不断加重，可使肾脏实质发生萎缩，肾功能受损甚至消失，最后变成含有大量尿液的囊袋。完全梗阻的肾脏在未合并感染时，如果36小时内解除梗阻，肾单位的功能几乎可以完全恢复；2周以上者可恢复45%～50%；3～4周者为15%～30%；如果超过6周则很难恢复。部分梗阻的肾脏受到的损伤较轻，但同样会造成一些不可逆的病变。

（3）感染

结石患者尿中常存在红、白细胞及核异质改变的上皮细胞，这是由于结石的存在可造成黏膜损伤和溃疡，诱发急慢性感染，还会

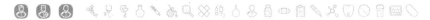

降低肾脏对血源性感染的抵抗力。尤其是鹿角样结石，由于压迫肾实质缺血而继发感染，后者既促进结石的生长，又加速肾脏的损害。感染常在结石梗阻时发生，引起结石性肾积液，结石甚至会穿破肾组织形成窦道。如果感染未伴梗阻，即发生结石性肾盂肾炎，造成肾盂、肾盏黏膜增生、增厚、纤维化、脓肿形成，如病情继续发展可使患肾与周围组织发生炎性粘连。长期感染物质的引流可能导致慢性膀胱炎的发生。

什么是输尿管结石

输尿管结石绝大多数来源于肾脏，多为单侧结石，多发生于中年，男性多于女性，结石成因及成分与肾结石相似。结石常见于以下部位：①肾盂输尿管连接部；②输尿管跨越髂血管部位；③女性输尿管经过子宫阔韧带的基底部，男性输精管跨越输尿管处；④输尿管膀胱壁段包括膀胱开口处。主要的继发病变有尿路梗阻、感染和上皮损伤、癌变等，较大或表面粗糙的结石，易嵌顿于输尿管狭窄部位致严重梗阻，肾功能损害，严重的双侧输尿管结石甚至引起肾衰竭。

输尿管结石的流行情况

输尿管结石男性比女性常见，男比女约多 3 ~ 9 倍。一般多发生于青壮年，易发于 20 ~ 50 岁。男性发病年龄高峰为 35 岁，女性有两个高峰，30 岁及 55 岁。左、右侧发病率相似，双侧约占 10%。根据国内的统计，约 70% 的输尿管结石位于盆腔，15% 位于输尿管中 1/3，而上 1/3 最少。

输尿管结石的病因

输尿管结石的病因与肾结石相同。异质成核、取向附生，结石基质和晶体抑制物质学说是结石形成的基本学说。

输尿管结石的发病机制

输尿管结石多数来源于原发的肾结石，由于重力以及尿路的蠕动作用而下降进入输尿管。所以输尿管结石的成分也与肾结石相同，以草酸盐结石为主，其次为尿酸结石。原发性输尿管结石少见，多继发于一些输尿管疾患，如输尿管息肉、肿瘤、囊肿、狭窄、憩室以及巨输尿管症等，由于输尿管中尿液淤滞，在尿液积聚扩张部位形成结石。

输尿管结石形成后会对输尿管产生各种继发性损害，损伤程度视结石的大小、形状、部位、病史等而定。主要的继发病变有尿路梗阻、继发感染和上皮损伤等。

（1）尿路梗阻

输尿管管腔狭窄，还有生理性狭窄，小的结石很容易在这些狭窄部位停留造成嵌顿。输尿管结石很少会造成完全梗阻，由于结石通常为不规则的枣核形状，所以尿液一般可以从结石周围通过。依身高的不同，成人输尿管全长大约 22 ~ 30 厘米不等。输尿管的直径不一，解剖上有 3 个生理性狭窄：肾盂输尿管连接部内径约 2 毫米；输尿管跨越髂血管处内径约 4 毫米；输尿管膀胱连接部内径约 3 ~ 4 毫米。输尿管最狭窄的部分是通过膀胱黏膜下通道进入膀胱的部分，即输尿管膀胱壁段。输尿管可分为腹部和盆腔部，腹部指从肾盂到髂血管处，盆腔部指从髂血管处到膀胱。上述 3 个狭窄部分是泌尿系结石在下降过程中，最容易发生梗阻嵌顿之处。但一般来说，结石常常停留于输尿管下段 5 厘米范围内。结石部分梗阻会引起肾盂和结石近端的输尿管扩张，如果在短时间内得以排出，便不会造成任何损害。如果停留时间过长，在早期扩张部分的输尿管平滑肌代偿增生和肥大，输尿管腔逐渐扩张、伸长、扭曲，管壁变薄；后期病变会逐渐累及肾脏，造成肾盂、肾盏积水。如果时间过长，同完全梗阻一样会造成不可逆的肾功能损害。

（2）继发感染

在结石部分或者完全梗阻时容易发生，由于结石损伤输尿管黏膜甚至造成溃疡，降低局部组织对感染的抵抗力，常常在嵌顿的部位发生输尿管炎及输尿管周围炎。由于输尿管炎性纤维增生和管壁增厚，使管腔狭窄严重，加之结石与黏膜的炎性粘连，结石更加不易排出。后期随着炎症的加重和蔓延，还可能产生严重的肾盂肾炎，加速肾脏损害的进程。少数患者由于严重的化脓性感染，结石可能自行穿透输尿管壁排出腔外，并且出现尿外渗。

（3）上皮损伤

结石的活动和管壁的蠕动，更易对输尿管黏膜造成直接损伤，发生黏膜上皮充血、水肿、坏死和脱落，并形成溃疡及炎性纤维增生，管壁增厚，管腔狭窄。

什么是膀胱结石

膀胱结石是指在膀胱内形成的结石。它可以分为原发性膀胱结石和继发性膀胱结石。前者是指在膀胱内形成的结石，多由于营养不良引起，多发于儿童，随着我国经济的不断发展，儿童膀胱结石现已呈下降趋势。继发性膀胱结石是指来源于上尿路或继发于下尿路梗阻、感染、膀胱异物或神经源性膀胱等因素而形成的膀胱结石。在经济发达地区，膀胱结石主要发生于老年男性，且多患前列腺增生症或尿道狭窄；而在贫困地区，则多见于儿童，女性少见。据统计，约 10% 左右的前列腺增生症患者合并膀胱结石。这一方面是尿液潴留使某些形成结石的物质如尿酸、草酸等容易在膀胱内形成晶体，并逐渐聚集在一起形成结石。另一方面，尿路感染时形成的细菌团块、脓块也会与这些晶体颗粒聚集起来，促使结石的形成。

膀胱结石的流行情况

膀胱结石是与上尿路结石完全不同的疾病，它们在流行地区、病因、性别、年龄上都有差异。膀胱结石的发病率有明显的地区性。在印度、老挝、泰国、巴基斯坦、伊朗等地区，90% 的膀胱结石发生于 5 岁以下的儿童，营养不良，特别是缺乏动物蛋白质的摄入，是发生膀胱结石的主要原因。膀胱结石成分以尿酸盐为主，结石取出后极少复发。而上尿路结石成分以草酸钙为主，结石复发率高，可达 50%。另外，膀胱结石在性别方面也有极大差异，一般男女之比＞10∶1。

膀胱结石的病因

除营养不良的因素外，下尿路梗阻、感染、膀胱异物、代谢性疾病均可继发膀胱结石。下尿路梗阻如前列腺增生、尿道狭窄、膀胱颈部肿瘤等，均因尿液滞留容易诱发膀胱结石形成。膀胱异物如导管、缝线等，可作为核心，继发膀胱结石形成。另外，在埃及血吸虫病流行区，可见以虫卵为核心的膀胱结石。

膀胱结石的发病机制

我国膀胱结石多为草酸钙、磷酸盐和尿酸盐的混合结石，结石常以尿酸为中心发展为含磷酸钙和磷酸镁铵的感染性结石。结石对膀胱壁的机械性刺激可引起膀胱壁充血水肿或出血，并发感染时可形成泡状水肿，溃疡并可有黏性脓液。结石间歇或持续地阻塞膀胱出口可使膀胱肌纤维增生，小梁、小憩室形成，导致输尿管口梗阻、狭窄或扩张，引起上尿路积水。长期慢性刺激黏膜鳞状上皮化生发展为鳞状细胞癌，少数严重溃疡病例可穿破到邻近的直肠、阴道或前腹壁形成尿瘘。

什么是尿道结石

临床并不多见。多数来源于膀胱及膀胱以上的泌尿系统，如肾结石、输尿管结石或膀胱结石。结石在排出时可停留在尿道或嵌顿于前列腺部尿道、舟状窝或尿道外口。少数继发于尿道狭窄、尿道闭锁、异物或尿道憩室。原发于尿道的结石相当罕见。一般为单发结石。合并感染的结石成分多为磷酸镁铵。女性尿道结石多数发生于尿道憩室内。

尿道结石的流行情况

尿道结石在发展中国家的膀胱结石多发地区相对多见，以儿童

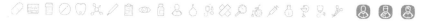

为主。常见于男性，男性尿道结石约占泌尿系结石的0.9%；女性少见，约占0.4%。上海地区尿道结石发病率为8.19%，其中66.67%发生于1～10岁，男性占90.9%，女性占9.1%。据福建省1984年的统计，14岁以下尿道结石占41.1%。尿道结石的易发部位为前列腺部尿道、球部尿道、舟状窝及尿道外口。Englisch报道361例尿道结石中，后尿道占41.2%、球部尿道占18.8%、阴茎部尿道占28.4%、舟状窝占11.3%。

尿道结石的病因

尿道结石分为原发性和继发性两类，其病因如下。

（1）原发性尿道结石

指开始就在尿道内生成的结石，尿道狭窄、感染、潴留性囊肿、黏膜损伤、憩室及异物等为其病因。

（2）继发性尿道结石

指结石先在尿道上方的泌尿系统中形成后排入尿道并停留在尿道内，多停留在尿道生理膨大部位及狭窄部的近侧，故尿道结石多见于尿道前列腺部、球部、阴茎部、舟状窝及尿道外口处。

尿道结石的发病机制

　　尿道结石多数来源于膀胱和上尿路，并停留于前列腺尿道、尿道球部、阴茎部、舟状窝或尿道外口处。所以其成分与膀胱结石或上尿路结石的成分一致。如果结石与感染有关，原发尿道结石多为感染结石，通常为多发。结石也可以原发于尿道狭窄近端或者尿道憩室中。尿道结石除了原发病的损害外，还可以引起尿道梗阻，结石对局部黏膜的长期机械刺激引起黏膜损伤，发生炎症、溃疡、增生、感染、脓肿等，少数甚至引起尿瘘等严重并发症。

什么是前列腺结石

　　前列腺结石是指前列腺组织或腺泡中形成的结石。多是由正常前列腺液中所含的钙盐和磷酸盐沉积而成，感染可促进某些结石的形成。

前列腺结石的病因

　　目前认为与前列腺腺体增生有关的腺管堵塞是结石形成的主要

易患因素。

　　根据前列腺结石成分的不同，分为内源性结石和外源性结石，前者主要来自前列腺液，后者主要来自尿液。

　　外源性结石的形成与尿液在前列腺内的反流有关。结石常伴有前列腺的灶性慢性炎症改变，有圆形细胞浸润，腺泡中充满脱落的上皮细胞和碎片，结石较大者前列腺管和腺泡可出现扩张，周围有囊腔，其壁内无上皮细胞覆盖，腺泡间有圆形细胞浸润及纤维化。前列腺结石数目不定，少则一个，多则数百，常为多发。大小为 1 ~ 4 毫米，有的可达 1 厘米，为棕色圆形或卵圆形。小结石表面光滑，多发结石为多面体形。一般较硬但可被钳碎。

第 2 章

发病信号

疾病总会露马脚，练就慧眼早明了

哪些人群容易患肾结石

（1）卧床久的老人

老人身体虚弱，久卧会使血钙升高，从而造成尿钙增多而形成结石。专家建议老人要经常起来坐一下，翻下身，同时要注意饮食上少吃盐和含钙及草酸类高的食物，要多喝水。

（2）孕妇

怀孕时子宫被撑大，从而使输尿管易造成输尿管蠕动减慢、瘀滞或不畅通，可能诱发肾结石。同时在怀孕的时候内分泌会发生变化，也容易产生结石。这时千万不能乱吃，最好是咨询一下医生，经调整饮食结构等方法来防治。

（3）出汗多的人

一到气温高的时候，很多人汗流浃背的，出汗很多。汗多使得汗液蒸发过多尿液浓度增高，尿垢沉积后容易形成结石。所以每天要多喝水。

（4）患高血压的人

医学统计证明，高血压患者患肾结石的比正常人会多出 1 倍。其中一个主要的原因就是尿钙增多，高血压患者一天内尿钙排出量比正常人多得多。所以，高血压患者每年需要做 1 ~ 2 次泌尿系统的检查。

肾结石的发生可能和水质有关系

肾结石的发生可能和水质有关系，有些比较喜欢喝浓茶的人就更容易患这个疾病。

肾结石的病因主要包括以下几点。

（1）首先可以确定的是肾结石的病因和饮水有着密切的关系，此外，其他很多的原因都能够导致肾结石的产生。

（2）如果当地水质是硬水或者含钙高的水，结石绝对是高发的。如果患者平日有饮浓茶的习惯或者患者没有大量饮水的习惯，这也是肾结石的病因。

（3）结石的发生，也有可能与患者的其他疾病有关系，如有甲状旁腺亢进的患者得肾结石的机会就高，这也是肾结石的病因。

肾结石的四大误区

误区一：补钙会导致肾结石。长期以来，人们认为肾结石患者要限制钙的摄入，因为对肾结石的分析表明，肾结石中80%是钙质。近年来研究证实，这一观念是错误的，而且结论刚好相反：增加钙的摄入反而可以减少患肾结石的危险性。一项新的研究显示：少吃钙质食物的妇女比多吃富含钙质食物的妇女更容易患肾结石。研究人员分析认为，发生肾结石的原因不是因为钙太多，而是人体中钙代谢发生了紊乱，造成不正常的"钙搬家"所致。

此时，骨钙减少，而血钙和软组织中的钙却增加了，软组织中钙过多会造成结石、高血压、动脉硬化和老年性痴呆。长期补钙，增加人体钙的吸收，可刺激血钙自身的稳定，最终降低血液和软组织中钙的含量，减少结石的发生。

误区二：肾结石患者不能补钙。肾结石大多是草酸钙在尿中沉积，主要是草酸摄入过多，在泌尿道排出时与钙结合形成草酸钙沉积进而出现肾结石。防治肾结石的关键是减少摄入含草酸多的食物如菠菜、草头、竹笋、茭白等，这些食物应少吃，吃时应煮沸，去除草酸含量。钙摄入量多的人群比钙摄入量少的人群，肾结石的发病率要低。一般居民膳食中钙摄入是不足的，应当增加钙的摄入，钙在消化道内增加，与草酸形成草酸钙，减少草酸的吸收，也可以减少肾结石的发生。

误区三：没有症状的结石不用治疗。不痛的肾结石相反可能因为没有及时被发现，而引起极为严重的恶果。结石作为异物长期存在于肾脏中，不仅会引起感染，摩擦肾黏膜引起血尿，还可能引起泌尿系统梗阻，导致肾积水，甚至使肾功能完全丧失。临床已经证实，结石的长期慢性刺激，还有并发肾脏肿瘤的可能。

误区四：体外震波碎石对人体没有损害。体外震波能击碎结石，必然会对肾脏有所损伤，只是程度轻重不同而已。如果重复 2 ~ 3 次仍不见效，就应该考虑改用其他方法，反复多次的碎石，受损的肾脏就再也无法修复了。

以下人群不能采用体外冲击波碎石。①有尿路梗阻者：因碎石后结石无法排出，且由于结石碎石后容易堆积而加重梗阻，故解除梗阻前不能应用体外冲击波碎石治疗。②不能治愈的出血性疾病患者：因碎石过程中不可避免地会造成尿路的微小损伤，若已有出血性疾病，可能形成大的出血及出血不止。③肾功能不全者：冲击波碎石可引起肾内微小出血、血肿及水肿，如肾功能不全，又需多次碎石治疗，则容易加重肾功能损害等。

小儿血尿与肾结石的关系

血尿是小儿肾病中最常见的临床症状表现之一。出现血尿，家长们马上就联想到了肾脏。事实上，小儿血尿不一定就是孩子发生了肾脏病变。因为除了肾脏发生损害可有血尿外，肾以下的泌尿系统及全身性疾病也可能会出现血尿。

家长要注意的是，孩子在出现血尿的同时，要查看有没有以下表现。伴随不同的临床表现，则孩子的病情也各不相同。

（1）婴幼儿血尿伴有耳聋、眼疾或其他部位的畸形，要考虑肾脏是否也有畸形。

（2）小儿血尿伴有尿量减少、面部浮肿、高血压和腰痛，可能为急性或慢性肾小球肾炎。

（3）小儿血尿伴有尿的次数增多，而且总有一种尿不完的下腹部坠胀感觉，或者小便时伴有尿道疼痛，表明有尿道或膀胱的炎症。

（4）如果小儿发生血尿的同时有排尿困难、疼痛难忍的现象，可能患有尿路结石。

（5）若小儿除了血尿外还伴有皮肤出血点，鼻腔、牙龈等其他部位出血，要警惕出血性疾病如血小板减少性紫癜、再生障碍性贫血、急性白血病、血友病等。

（6）小儿血尿同时伴有发烧、全身不适、精神萎靡，要想到有全身性、感染性疾病的可能。

（7）患儿的父母及亲属中如有肾脏疾病史，孩子出现血尿要警惕遗传性肾炎的可能。

（8）还有一些原因可以引起暂时性的尿血。如运动后血尿，有的孩子在跑步或打球等剧烈活动后，发现有血尿，但身体没有明显的不适感，没有其他合并症状，这属运动后血尿，其原因为剧烈运动后造成肾脏损害。运动性血尿没有特殊治疗方法，可以服些止血药，让孩子休息直到血尿消失。以后运动时要从小运动量开始逐渐增大，以提高孩子全身及肾脏对运动的耐受力。

（9）某些药物可以使肾脏受到损伤而致血尿，如磺胺药、庆大霉素、卡那霉素、阿尼利定、感冒通等。因此，当孩子因病需要用这类药物时，要在医生的指导下使用，以保证安全不发生副作用。

警惕不痛的肾结石

不痛，并不等于就没有肾结石。某些肾结石，真的可能不痛。一般说来，疼痛和血尿是肾结石的主要症状。约75%肾结石患者有腰痛。结石较大，在肾盂中移动度较小时，疼痛多为钝痛，有时是隐痛。结石小，在肾盂内移动度大时，容易引起肾盂输尿管连接部的梗阻而出现肾绞痛。血尿是泌尿系结石的第二个重要症状，疼痛和血尿相继出现是肾和输尿管结石的特点，尤其是体力活动较多时。

一部分患者在临床上并无结石病的典型疼痛及血尿，而因泌尿系感染的症状就医。在这一类患者中如不追究引起感染的原发病因，不做泌尿系平片及静脉泌尿系X线造影检查，就容易忽略结石的存在。

临床上可以见到一部分肾结石可能长期存在而无明显症状，特别是较大的鹿角形结石。因为这些结石较大，不易活动从而不引起疼痛。相比较大的结石来说，疼痛多半是由活动的小结石引起的。

不管疼痛与否，或者是疼痛的部位有所不同，20岁后的成年人每年都应该进行一次双肾B超检查。这样可以及早发现有无结石。并可以在泌尿外科医生的指导下选择适宜的治疗方案。

肾结石的临床表现

（1）无症状：多为肾盏结石，体格检查行B超检查时发现，尿液检查阴性或有少量红、白细胞。

（2）腰部钝痛：多为肾盂较大结石如铸形结石，剧烈运动后可有血尿。

（3）肾绞痛：常为较小结石，有镜下或肉眼血尿，肾区叩痛明显。疼痛发作时患者面色苍白、全身冷汗、脉搏快速而微弱甚至血压下降，常伴有恶心、呕吐及腹胀等胃肠道症状。

（4）排石史：在疼痛和血尿发作时，可有沙粒或小结石随尿排出。结石通过尿道时有尿流堵塞并感尿道内刺痛，结石排出后尿流立即恢复通畅，患者顿感轻松舒适。

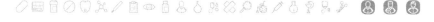

（5）感染症状：合并感染时可出现脓尿，急性发作时可有畏寒、发热、腰痛、尿频、尿急、尿痛症状。

（6）肾功能不全：一侧肾结石引起梗阻，可引起该侧肾积水和进行性肾功能减退；双侧肾结石或孤立肾结石引起梗阻，可发展为尿毒症。

（7）尿闭：双侧肾结石引起两侧尿路梗阻、孤立肾或唯一有功能的肾结石梗阻可发生尿闭，一侧肾结石梗阻，对侧可发生反射性尿闭。

（8）腰部包块：结石梗阻引起严重肾积水时，可在腰部或上腹部扪及包块。

输尿管结石的临床表现

输尿管结石和肾结石的症状基本相同。输尿管中上段结石引起的输尿管绞痛的特点是一侧腰痛和镜下血尿。疼痛多呈绞痛性质，可放射到同侧下腹部、睾丸或阴唇。血尿较轻微，大多数仅有镜下血尿。但疼痛发作后血尿加重，约半数患者出现肉眼血尿。绞痛发作时可合并有恶心呕吐、冷汗、面色苍白、腹胀，呼吸急促等症状。输尿管膀胱壁段结石可引起尿频、尿急、尿痛及同侧肾积水和感染。

双侧输尿管结石可致无尿。如有肾积水和感染，体检可能触及肾脏并可有压痛，有时沿输尿管行走部位有压痛。直肠或阴道指诊可能触及输尿管下端结石。

膀胱结石的临床表现

膀胱结石可无特殊症状。尤其是儿童，但典型症状亦多见于儿童。

（1）尿痛

疼痛可由于结石对膀胱黏膜的刺激引起。表现为下腹部和会阴部的钝痛，亦可为明显或剧烈的疼痛。活动后疼痛的症状加重，改变体位后可使疼痛缓解。常伴有尿频、尿急、尿痛的症状，排尿终末时疼痛加剧。儿童患者常因排尿时的剧烈疼痛而拽拉阴茎，哭叫不止，大汗淋漓。患儿为了避免排尿时的疼痛，会采取特殊的体位排尿，即站立时双膝前屈、躯干后仰30°。一旦尿线变细或尿流中断，就立即改变体位待结石移开后再继续排尿。

（2）排尿障碍

结石嵌于膀胱颈口时可出现明显的排尿困难，并有典型的排尿中断现象，还可引起急性尿潴留。合并前列腺增生症的患者，本来就有排尿困难的症状，如前列腺的体积巨大，突入膀胱并使尿道内口的位置升高，结石不容易堵塞尿道内口，故反而不会出现排尿中断的现象。

（3）血尿

大多为终末血尿。膀胱结石合并感染时，可出现膀胱刺激症状和脓尿。

膀胱结石的并发症

结石对膀胱黏膜的长期刺激，会导致膀胱黏膜移行上皮的鳞状化生，并进一步发展为鳞状上皮细胞癌。此时会加重血尿的程度。病史长者并发脱肛内痔、腹外疝等症状。

尿道结石的临床表现

（1）疼痛

原发性尿道结石常是逐渐长大，或位于憩室内，早期可无疼痛症状。继发性结石多系突然嵌入尿道内，常突感尿道疼痛和排尿痛。疼痛可向阴茎头、会阴部或直肠放射。

（2）排尿困难

结石引起尿道不全梗阻，可有尿线变细、分叉及射出无力，伴有尿频、尿急及尿滴沥。继发性尿道结石，由于结石突然嵌入尿道内，多骤然发生排尿中断，并有强烈尿意及膀胱里急后重，多发生急性尿潴留。

（3）血尿及尿道分泌物

急诊患者常有终末血尿或尿初血尿，或排尿终末有少许鲜血滴出，伴有剧烈疼痛。慢性病患者尿道常有黏液性或脓性分泌物。

（4）尿道压痛及硬结

绝大多数患者均能在尿道结石局部触到硬结并有压痛，后尿道结石可通过直肠指诊触及。尿道憩室内的多发性结石，可触到结石的沙石样摩擦感。

女性尿道结石

女性尿道结石与男性相比不常见，这与女性尿道短和膀胱结石少有关。女性尿道结石多合并尿道憩室。不管是否合并结石，尿道憩室多表现为下尿路感染。性交时疼痛是另一突出症状。当脓性分泌物流出时，症状会暂时得到缓解。经阴道检查可在其前壁的尿道区触及质硬的团块。治疗方法为手术切除尿道憩室，同时取出结石。

尿道结石的并发症

结石长期停留于尿道内，可引起尿道炎症及狭窄。严重者可并发尿道周围脓肿或尿道瘘。

前列腺结石的临床表现

多数患者无特异症状，常表现为前列腺增生、尿道狭窄或慢性前列腺炎。有些小结石可随尿排出。有些患者可出现腰骶部、会阴或阴茎部疼痛。

有的则出现性功能紊乱。有前列腺脓肿者，可出现会阴深部及阴囊部疼痛，大便时加重，伴有发热及全身症状，前列腺压痛明显。

膀胱尿道镜检查仅可见前列腺尿道肿胀，有时当通过前列腺部尿道时，有摩擦感，此时作直肠指诊，可出现"噼啪"声响（系大而多发结石），小结石可凸进尿道。

X线检查有三种表现：

（1）前列腺内弥散性致密阴影。

（2）呈马蹄形或以尿道为中心的环状阴影。

（3）孤立性结石或整个前列腺被结石占据。

痛风病患者常伴有尿路结石

临床上把肾盂、肾盏、输尿管、膀胱及尿道结石统称为尿路结石或泌尿系统结石。痛风病患者尿路结石的发病率较高，也为尿酸盐结晶沉积所致。

主要症状为血尿、疼痛、排尿异常。肾、膀胱、输尿管结石均可因结石损伤尿路而引起血尿，这种血尿多表现为发作性、肉眼可见的血尿，有时则仅在显微镜下找到红细胞。血尿大多伴有疼痛，与肾癌的无痛性血尿不同。发作性疼痛为尿路结石的另一特征，疼痛常呈突然发作，部位常在两肾区域、腹下区、膀胱区及会阴部，视结石的部位而定，可向股内、外侧放射。疼痛多为绞痛性，比较剧烈，常伴大汗淋漓、面色苍白、心动过速甚至虚脱。疼痛发作往往是由于结石移动引起，在移动过程中损伤尿路黏膜而同时出现血尿。膀胱及尿道结石，因结石阻塞尿道及对膀胱黏膜的刺激而出现尿潴留、排尿中断、尿频及排尿不畅等症状。

尿路结石可引起尿路感染、积水。尿路结石由于排尿障碍，发生尿路感染的机会颇多，此时可有尿频、尿急、尿痛等尿路刺激症状，尿液检查可发现大量脓细胞。当结石梗阻造成肾盂及输尿管积水时，如积水为轻度，可无临床症状，如积水量大，则患者有腰酸及肾区发胀感觉。双侧大量肾盂积水及双侧多发性肾结石可以影响肾功能。

不一定出现临床症状。肾脏、输尿管、膀胱内的尿酸结石是否出现临床症状，与结石所在部位及其是否游动有关。在肾实质内的结石，由于位置比较固定，又不会阻塞到肾盂，所以一般无临床症状。在肾盂、肾盏、输尿管处的结石，可因损伤而多见血尿、积水、肾绞痛发作。膀胱内结石可引起血尿及膀胱刺激症状（如尿频、尿急、尿热、尿痛）。有泌尿系统结石而无临床症状的痛风病患者常易延误治疗，导致不良后果，故宜定期做B超检查。

不要忌讳手术。泌尿系统尿酸结石一旦形成则难以消失，即使经过充分的药物治疗，血尿酸已长期保持正常，已经形成的结石也不可能消除，但可以减少或中止新生结石的形成。对于体积较大的结石应及时采用手术治疗或碎石治疗，否则会损害肾功能，当然，其前提是必须使血尿酸保持正常水平。

目前一些临床资料显示，直径在10毫米以下，尤其是在5毫米以下的尿酸盐结石，如果没有造成梗阻和肾盂积水，可以通过中西医结合的内科治疗方法将其排出体外。如果不属于这种情况，还是应该及早手术，不必忌讳。激光碎石术的优点是无须开刀，对人体的创伤很小，无痛苦，简便又经济。碎石治疗的适应证为结石不能太大，直径一般在 20 毫米以内，太大的结石不易被击碎；结石数量以单个最为适宜，数量太多，接受激光量多，容易造成肾损伤；同时肾功能应该是正常的。凡肾功能异常，结石多者不宜采用。

痛风尿路结石不同于一般结石。①痛风引起的尿路结石大多数是纯尿酸盐结石（85% 以上），仅少数同时含有钙盐成分，而非痛风病患者的尿路结石是由磷酸盐、草酸盐等组成，少数为胱氨酸结石。②痛风性结石以多发和双侧性为常见，而非痛风性尿路结石则不一定，单发性者不在少数。③痛风性尿路结石易在酸性尿中形成（尿 pH 大多在 5.5 以下），而非痛风性结石尤其是钙盐结石易在偏弱酸的尿中形成（尿 pH 多在 6.4 以上）。④痛风性尿路结石患者几乎均同时伴有不同程度的痛风性肾病。大约 1/4 的痛风病患最终出现肾衰竭。非痛风病患的尿路结石引起双侧肾脏实质受损及肾衰竭较为少见。由此可见，痛风性结石更需要积极治疗。

发生尿路感染时要积极治疗。尿路结石时易发生尿路感染，而感染的反复发作又可促进结石的发生与发展，两者互为因果，因而必须及早给予彻底有效的治疗。

第 3 章

诊断须知

确诊病症下对药，必要检查不可少

尿液的一般状检查有何临床意义

尿液的一般性状检查主要包括以下内容

（1）尿量

正常成人每昼夜尿量在 1500 ～ 2000 毫升之间。24 小时内尿量少于 400 毫升或每小时不足 17 毫升者称少尿；24 小时尿量少于 100 毫升者称为无尿。其原因有肾前性（如休克、失水、电解质紊乱等）、肾性（如急慢性肾炎、急性肾小管坏死等）、肾后性（结石、肿瘤等各种原因所致的尿路梗阻）。无尿可见于严重的急性肾衰竭。成人 24 小时尿量超过 2500 毫升者为多尿，见于生理性多尿、内分泌疾病、肾脏疾病如肾小管功能不全等。

（2）尿色

正常尿液呈淡黄色，尿色的深浅与尿量、体内代谢有关。高热、尿量少则色深，尿量多则色浅。常见的尿色异常包括：①食物和药物因素；②血尿；③血红蛋白尿，呈浓茶色或酱油色，见于血管内或泌尿系统内溶血；④胆色素尿，尿呈深黄色，见于黄疸；⑤乳糜尿，为白色乳糜样尿液，见于丝虫病等引起的肾周围淋巴管阻塞。

（3）透明度

正常新鲜的尿液是透明的，放置后可出现轻微混浊。碱性尿时易析出灰白色结晶，酸性尿时呈淡红色结晶。新鲜尿液混浊可见于血尿、脓尿、菌尿、脂尿、乳糜尿或尿液含有大量的上皮细胞。

（4）尿的气味

尿液长时间放置，因尿素分解可出现氨臭味。如尿液新排出即有氨味，常提示有慢性膀胱炎和慢性尿潴留；大肠杆菌感染时尿液可带有粪臭味，糖尿病酮症酸中毒时尿有苹果味。

（5）酸碱度

正常尿液多呈弱酸性，pH 约为 6.5，有时呈中性或弱碱性。酸性尿可见于高蛋白饮食、酸中毒、发热、严重缺钾、痛风，服用某些药物如氯化铵、维生素 C 等。碱性尿见于进食多量蔬菜水果、碱中毒、I 型肾小管酸中毒、服用某些药物如碳酸氢钠、噻嗪类利尿剂等。

（6）比重

正常成人在普通饮食下尿比重多波动在 1.015 ~ 1.025 之间。大量饮水时尿比重可降至 1.003 以下；机体缺水时可达 1.03 以上。病理性尿比重降低可见于慢性肾功能损害、肾小管浓缩能力减退、尿崩症等。糖尿病、大量出汗、呕吐、腹泻和高热等脱水状态，尿比重上升。尿比重可粗略代表尿的渗透压，以此掌握肾浓缩功能的大致情况。

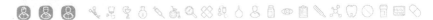

肾结石的尿化验

可分为一般检查和特殊检查。

（1）一般检查主要为尿常规包括：pH、相对密度（比重）、红细胞、脓细胞、蛋白、糖、晶体等。肾结石患者的尿中可以发现血尿、晶体尿和脓细胞等。尿 pH 的高低常提示某种类型的结石：磷酸钙、碳酸磷灰石结石患者的尿 pH 常高于 7.0；而尿酸、胱氨酸和草酸钙结石患者的尿 pH 常小于 5.5。可见镜下血尿或肉眼血尿，但 15% 的患者没有血尿。在非感染性结石，可有轻度的脓尿。

（2）特殊检查包括：①尿结晶检查：应留取新鲜尿液。如看见苯样胱氨酸结晶提示可能有胱氨酸结石；如尿中发现尿酸结晶，常提示尿酸结石可能；发现信封样的晶体可能是二水草酸钙结石；棺材盖样晶体则为磷酸镁铵晶体；在疑有磺胺类药物结石的患者的尿中会发现磺胺结晶。②尿细菌培养：菌落 > 105/ml 者为阳性。药敏试验则可了解最有效的抗生素。尿培养如为产生尿素的细菌，则有感染结石存在的可能。③ 24 小时尿的化验：须正确收集 24 小时的尿液，尿液计量要准确。化验的内容包括：24 小时尿钙、磷、镁、枸橼酸、尿酸、草酸、胱氨酸等。

🩺 肾结石的血生化检查

（1）正常成人血清钙为 2.13 ~ 2.6mmol/L（8.5 ~ 10.4mg/dl），无机磷为 0.87 ~ 1.45mmol/L（2.7 ~ 4.5mg/dl）。原发性甲状旁腺功能亢进的患者血清钙高于正常值，常在 2.75mmol/L（11mg/dl）以上，且同时伴有血清无机磷降低。

（2）正常成人男性血清尿酸不超过 416.36mmol/L（7mg/dl），女性则不超过 386.62mmoL/L（6.5mg/dl）。当超过此值时为高尿酸血症。痛风的患者血尿酸增高。

（3）肾结石伴有肾功能障碍时常有酸中毒，此时血清电解质改变，血清钠和二氧化碳结合力降低，血钾不同程度的升高。肾小管酸中毒时可出现低钾和高氯血性酸中毒。

（4）尿素氮和肌酐的测定可了解患者的肾功能，当肾功能受到损害时血中的尿素氮、肌酐可有不同程度的增高。总之，尿石患者的血液和尿液化验有助于了解尿石患者的肾功能、结石有无并发感染、可能的结石类型及成因，并对指导结石的治疗及预防起作用。

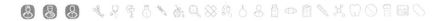

肾结石的其他辅助检查

1.X线检查

诊断尿路结石最重要的方法。包括腹部平片、排泄性尿路造影、逆行肾盂造影，或作经皮肾穿刺造影等。

（1）尿路平片：尿路X线平片是诊断尿路结石最基本的方法。根据肾、输尿管、膀胱、尿道区的不透X线阴影，可以初步得出有无结石的诊断。结石中的钙含量不同，对X线的透过程度也不同。大约40%的结石可以根据在X线平片上显示的致密影来判断结石的成分，草酸钙结石最不透X线；磷酸镁铵次之；尿酸结石是最常见的可透X线结石。胱氨酸结石因含硫而略不透X线。但是茚地那韦结石及某些基质结石在平扫的CT片是可以显影。肾钙化常见于髓质海绵肾（接近沉积在扩张的集合管）。也可与腰椎横突的密度进行比较，并做出诊断。还有10%的不含钙结石不易被X线平片所发现。腹部的钙化阴影可与尿路结石相混淆。这些钙化的阴影主要包括：①肠道内的污物及气体。②肠系膜淋巴结钙化阴影。③骨骼部分的骨岛形成（如骶髂关节区域）及第11、12肋软骨钙化。④骨盆区域的静脉钙化所形成的"静脉石"阴影。⑤体外的异物干扰（如纽扣、裤带上打的结等）。⑥消化道钡剂检查后没有排净的钡剂。

（2）排泄性尿路造影：排泄性尿路造影除了可以进一步确认在X线平片上不透X线阴影与尿路的关系外，还可见患侧上尿路显影延迟；肾影增大；肾盂及梗阻上方的输尿管扩张、迂曲等改变，并据此了解肾脏的功能情况。必要时需延长造影的时间以求患侧满意显影。对输尿管壁段的结石，充盈的膀胱影可掩盖结石的影像，此时可嘱患者排尿后再摄片。可透X线的结石在IVU片上可表现为充盈缺损。通过IVU片还可以了解肾脏的形态、有无畸形等情况。通过IVU还可显示出肾盏憩室的结石与集合系统的关系。

（3）急性肾绞痛时的X线造影检查：对经常规检查还无法明确诊断的患者，如急诊肾图表现为梗阻型肾图，可立即进行排泄性尿路造影检查。只要做好必要的准备（如给患者缓解疼痛）并适当延长造影的时间，绝大多数患者可以获得明确的诊断。其主要表现为患侧肾脏显影时间延迟（一般于120～240分钟时可达到目的）、肾脏体积增大，造影剂在结石的部位排泄受阻。据此，可以明确结石的诊断。急诊泌尿系造影的机制：①一侧上尿路急性梗阻时，健侧肾脏的代偿功能不能很快出现，使造影剂能在血液内滞留较长的时间。②输尿管急性梗阻后，患侧肾脏内有回流发生。一方面降低了患侧上尿路的压力，改善肾皮质的血液循环，较长时间地维持肾单位的功能；另一方面使梗阻部位以上潴留的尿液不断更新，并从血液中得到造影剂，经过一段时间后终于使梗阻以上部位清晰地显影。

（4）逆行造影：在下列情况下需要行逆行造影以协助诊断①因种种原因致使排泄性尿路造影不满意时；②排泄性尿路造影发现肾、输尿管的病变，需要进一步明确病变的部位、范围和性质时；③怀疑肾内有阴性结石、息肉时；④某些肾鹿角型结石手术前，逆行造影可帮助了解结石与肾盂、肾盏的关系。造影剂可为泛影葡胺，也可为空气。随着诊断技术的不断进步，逆行造影的应用已大为减少。

（5）肾穿刺造影：在逆行造影失败时，可进行肾穿刺造影。因可能会引起一些并发症，故现已很少使用。

2. 肾图

诊断尿路梗阻的一种安全可靠、简便无痛苦的方法，可了解分肾功能和各侧上尿路通畅的情况，作为了解病情发展及观察疗效的指标。其灵敏度远比排泄性尿路造影更高。利尿肾图可以对功能性梗阻及机械性梗阻进行鉴别。急性肾绞痛时如尿常规有红细胞但肾脏及膀胱上部未见结石的阴影而不能明确诊断时，可急诊行肾图检查。如出现患侧梗阻性肾图，则可确定是患侧上尿路有梗阻，而与其他急腹症相鉴别。

3. 超声检查

B超检查可对肾内有无结石及有无其他合并病变做出诊断，确定肾脏有无积水。尤其能发现可透 X 线的尿路结石，还能对结石造成的肾损害和某些结石的病因提供一定的证据。但 B 超也有一定的局限性，它不能鉴别肾脏的钙化与结石，不能直观地了解结石与肾之间的关系，也不能看出结石对肾的具体影响，更重要的是 B 超不能对如何治疗结石提供足够的证据。大约 1/4 以上 B 超正常的患者在排泄性尿路造影检查时诊断为输尿管结石。因此，B 超对尿路结石的诊断只能作为一种辅助或筛选检查。在 B 超发现有结石后，应作进一步检查，如排泄性尿路造影等。

4.CT 检查

并非所有的肾结石患者均需作 CT 检查。CT 检查可显示肾脏大小、轮廓、肾结石、肾积水、肾实质病变及肾实质剩余情况，还能鉴别肾囊肿或肾积水；可以辨认尿路以外引起的尿路梗阻病变如腹膜后肿瘤、盆腔肿瘤等；增强造影可了解肾脏的功能；对因结石引起的急性肾衰竭，CT 能有助于诊断的确立。因此，只有对 X 线不显影的阴性结石以及一些通过常规检查无法确定诊断进而影响手术方法选择的尿石患者，才需要进行 CT 检查。非增强的螺旋 CT（NCHCT）由于资料可以储存、重建而得到应用。检查的时间快、费用低、没有造影剂的副作用、放射的剂量小、还可与腹部其他与肾绞痛容易混淆的疾病（如阑尾炎、卵巢囊肿等）相鉴别。其诊断肾、输尿管结石的敏感性在 96% ~ 100% 之间，特异性在 92% ~ 97% 之间。NCHCT 的扫描范围为剑突至耻骨联合下方。在 NCHCT 片上，所有结石都是高密度，且能显示肾积水及肾皮质的厚度。

5. 磁共振检查

磁共振检查尿路造影对诊断尿路扩张很有效。对 96% 的尿路梗阻诊断有效，尤其是对肾功能损害、造影剂过敏、禁忌 X 线检查者，也适合于孕妇及儿童。结石在磁共振上均显示低信号。但需根据病史及其他影像学资料与血凝块相鉴别。磁共振尿路成像（MRU）的原理为通过对重 T2 加权效果使含水器官显像。该技术对流速慢或停止的液体（如脑脊液、胆汁、尿液等）非常敏感，呈高信号；而实质性器官及流动的液体呈低信号，达到水成像的清晰效果。这项技术不用造影剂、没有放射线，具有安全、操作简便等优点，可获得类似排泄性尿路造影的效果。在 MRU 上，肾结石、膀胱结石均表现为低信号，与周围的尿液高信号相比表现为充盈缺损。但是，它也需与血块、肿瘤等相鉴别。MRU 除用于输尿管结石引起的梗阻外，对其他原因引起的上尿路梗阻（如肾盂输尿管交界处狭窄）、输尿管囊肿、输尿管异位开口等也有很好的诊断作用。

如何诊断肾结石

对任何尿石患者的诊断都应包括：有没有结石、结石的数量、结石的部位、结石可能的成分、有无并发症及结石形成的原因。只有弄清了上述这些问题之后，才算得到了一个完整的诊断。

（1）病史

由于尿石症是多因素的疾病，故应详细询问病史。应尽量详细地了解职业、饮食及饮水习惯、服药史，既往有无排石的情况及有无痛风、原发性甲状旁腺功能亢进等病史。具体包括：①饮食和液体摄入，如肉类、奶制品的摄入等。②药物，主要了解服用可引起高钙尿、高草酸尿、高尿酸尿等代谢异常的药物。③尿路感染，特别是产生尿素酶的细菌的感染可导致磷酸镁铵结石的形成。④活动情况，固定可导致骨质脱钙和高钙尿。⑤全身疾病，原发性甲状旁腺功能亢进、肾小管酸中毒（RTA）、痛风、肉状瘤病等都可以引起尿石症。⑥遗传，如肾小管酸中毒（RTA）、胱氨酸尿、吸收性高钙尿等都有家族史。⑦解剖，先天性（肾盂输尿管交界处梗阻、马蹄肾）和后天性（前列腺增生症、尿道狭窄）的尿路梗阻都可以引起尿石症。髓质海绵肾是含钙结石患者中最常见的肾结构畸形。⑧既往的手术史，肠管的切除手术可引起腹泻，并引起高草酸尿和低枸橼酸尿。

（2）体征

一般情况下，肾结石患者没有明确的阳性体征。或仅有轻度的肾区叩击痛。肾绞痛发作时，患者躯体屈曲，腹肌紧张，脊肋角有压痛或叩痛。肾绞痛缓解后，也可有患侧脊肋角叩击痛。肾积水明显者在腹肌放松时可触及增大的肾脏。

肾结石的鉴别诊断

（1）急性胆囊炎和胆石症

表现为急性右上腹部疼痛，易与右侧肾绞痛混淆。但急性胆囊炎可有右上腹压痛、反跳痛及肌紧张；肝区叩击痛；墨菲征阳性。可有发热和血、白细胞分类升高而尿常规检查无异常。B 超检查可发现胆囊增大积液。

（2）急性阑尾炎

以转移性右下腹痛为特点，可伴发热，右下腹麦氏点固定压痛、反跳痛及肌紧张，血常规白细胞升高而尿常规无异常或有少量白细胞，以此可与右肾绞痛时下腹部放射痛相鉴别。X 线和 B 超检查有助于鉴别诊断。

（3）急性肾盂肾炎

也表现为腰痛及血尿症状。但多见于女性，无突然发作的特点，也不会自行缓解。尿常规检查可发现大量脓细胞、蛋白和管型。腹部泌尿系平片检查和B超检查肾区无结石影像。

（4）肾结核

可表现血尿和肾区钙化灶。但有明显的膀胱刺激症状和结核的全身表现。腹部泌尿系平片检查及排泄性尿路造影术可发现钙化灶位于肾实质内，并且有肾实质的破坏。尿中找到抗酸杆菌可明确诊断。

（5）肾癌

可有腰痛和血尿，晚期肿瘤时腹部泌尿系平片检查上也可出现钙化灶。但肾癌多为无痛性肉眼血尿。B超和CT检查可发现肾脏实性占位。

（6）髓质海绵肾

常见症状为反复发作的肉眼或镜下血尿，腰痛及尿中排出小结石，腹部泌尿系平片检查上可见肾区多发钙化灶，常误诊为肾结石。但腹部泌尿系平片检查显示结石位于肾小盏的锥体部，呈簇状或放射状排列；排泄性尿路造影术显示肾盂、肾盏正常或肾盏增宽，杯口外侧见到造影剂在扩大的肾小管内扇形、花束状、葡萄串状和镶嵌状阴影。

（7）肾钙乳

腹部泌尿系平片检查上可见钙化灶。但钙化灶呈"芝麻饼"样的团块状致密阴影，其形态可随体位改变而不同，如呈半月状或盘状的致密液平面。

（8）腹腔内淋巴结钙化

腹部平片上表现为多发、散在的钙化灶，但很少局限于肾区。B超检查钙化灶位于肾脏之外，不随呼吸而改变位置。

输尿管结石的实验室检查

实验室检查对上尿路结石的病因诊断极为重要，通常包括下述几项。

（1）血清检查

钙、磷、尿酸、血浆蛋白、血二氧化碳结合力、钾、钠、氯、肌酐等。

（2）尿液检查

①尿常规：蛋白阴性或微量，酸碱度因结石成分不同而异。镜检可见红细胞，如合并感染，可见到脓细胞，有时尿中可见到结晶和结晶团块。

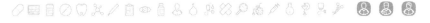

②尿培养及细菌药物敏感试验。

③24小时尿液分析：测定钙、磷、尿酸、草酸、胱氨酸、镁、钠、氯化物、枸橼酸、肌酐等。

（3）结石成分分析。

（4）特殊代谢检查

如肾小管酸中毒的尿液检查、甲状旁腺功能亢进的代谢检查，高钙尿的实验室检查等。

🧑 输尿管结石的其他辅助检查

（1）泌尿系平片和断层平片

平片必须包括整个泌尿系统。90%以上的结石在X线片上显影，显影的深浅和结石的化学成分、大小和厚度有关。不同成分的肾结石按其显影的强弱程度依次排列为草酸钙、磷酸钙和磷酸镁铵、胱氨酸和含钙尿酸盐。纯尿酸结石不显影。结石在平片上的显影程度受许多因素的影响，如结石小、肠气多、肥胖患者，显影常不满意。断层X线片能在不同层次照出更清晰的平片，对较小的结石也能显示。平片上显示的不透X线的阴影应与腹腔淋巴结钙化、静脉石、骨岛、肾结核和肾肿瘤的钙化相鉴别。

（2）排泄性尿路造影

可显示结石所致的肾结构和功能改变，有无引起结石的局部因素。阴性结石在显影的肾盂内表现为充盈缺损，类似占位性改变。肾功能较差，显影欠佳时，可应用大剂量排泄性尿路造影。

（3）B型超声检查

结石表现为特殊声影。能发现平片上不能显示的小结石和透X线结石。可了解结石梗阻对肾脏结构的影响。

（4）膀胱镜检查和逆行肾盂造影

膀胱镜检查不作为常规检查。它适用于排泄性尿路造影仍诊断不明的情况，如静脉肾盂造影（intravenous pyelography，IVP），肾不显影或显影差，考虑阴性结石可能，排除结石下方输尿管的梗阻和狭窄。

（5）CT

对X光线不显影的尿酸结石，CT可以确诊。

（6）输尿管肾镜检查KUB

未显示结石而IVP显示有充盈缺损，不能确诊，作此检查能明确诊断。

输尿管结石的诊断

根据典型的临床表现，结合实验室检查及 B 超、X 线检查，多数上尿路结石不难诊断。但不应满足于此，应同时了解结石的部位、大小、数目及有无梗阻和感染、肾功能受损的情况、结石成分和形成结石的原发病因，有利于采取措施预防结石的复发。询问病史中，应注意了解有无形成结石的原发病因和影响因素。

（1）饮食

高蛋白饮食的摄入将增加尿钙、草酸、尿酸的分泌，降低尿 pH和降低尿枸橼酸的分泌。长期饮用牛奶可引起高钙尿症。大剂量维生素 C 使用也可引起高草酸尿症。

（2）药物

使用皮质激素、含铅抗酸制剂、髓襻利尿药、维生素 D 可引起高钙尿症。白血病患者使用化疗药物可引起尿酸结石。

（3）感染

尿路感染，特别是产脲酶细菌的感染，可引起感染性结石。大约 30% 的草酸钙结石患者都有大肠埃希杆菌感染的历史。

（4）活动水平

截瘫后长期卧床等制动综合征，可引起骨质脱钙，容易形成结石。

（5）系统性疾病

原发性甲状旁腺功能亢进、痛风、结节病、远端肾小管性酸中毒可引起肾结石。

（6）遗传

远端肾小管性酸中毒、胱氨酸尿症属遗传性疾病。家族中有多个成员罹患肾结石者结石复发的可能性可增加4倍。

（7）解剖

泌尿系统的梗阻如先天性肾盂输尿管交界区狭窄，蹄铁肾、髓质海绵肾、前列腺增生、尿道狭窄都可产生肾结石。

（8）手术史

腹部手术史如肠切除引起的短肠综合征及术后腹泻等，都可引起高钙尿症。

输尿管结石的鉴别诊断

绝大多数输尿管结石容易诊断，临床上的误诊往往与检查不正确、不及时或经验不足等因素有关。急腹症患者如胆囊炎、胆石症、急性阑尾炎、溃疡病、胰腺炎、肠梗阻、卵巢囊肿蒂扭转、宫外孕等所引起的疼痛易与输尿管结石发作时的疼痛相混淆，但胆道疾病疼痛多在上腹部并向背部放射，而输尿管结石疼痛则在脊肋角、向输尿管径路放射。胆道疾病发作时右上腹压痛、肌紧张、反跳痛、墨菲征、白细胞略升高。急性阑尾炎疼痛和体格检查阳性征局限于右下腹，并可伴有寒战、发热、腹泻等全身症状，尿常规多正常，亦可出现红细胞。卵巢囊肿蒂扭转和宫外孕一般尿检正常，病变局限于下腹部。必要时可行妊娠尿试验和盆腔穿刺检查以确定有无出血以助鉴别诊断。腹腔内淋巴结钙化所在部位阴影于不同时间摄片变动很大，输尿管结石阴影的位置相对比较固定。侧位片腹腔内淋巴结钙化和胆石症阴影位于椎体前方，而输尿管结石位于椎体前沿后方。

膀胱结石的实验室检查

膀胱结石无特异性的实验室检查，尿中可有蛋白、白细胞和红细胞，如伴有感染，尿培养可为阳性，活动后尿红细胞可增多。其他辅助检查，例如超声诊断膀胱结石简便有效，结石呈特殊声影，且随体位变换而移动。X线检查需拍摄全腹平片，可了解结石的大小、位置、数目和形态。膀胱憩室内的结石在X线平片上出现在异常部位，且较固定，应引起注意。膀胱镜检查是诊断膀胱结石最可靠的方法，不仅可确诊结石，而且可发现其他问题，如良性前列腺增生、膀胱憩室、癌变等。

膀胱结石的诊断原则

根据临床表现，B 超、X 线检查，必要时作膀胱镜检查，一般可诊断膀胱结石。如无条件做 B 超、X 线及膀胱镜检查，可采取金属尿道探插入膀胱，左右摆动可探到撞击结石的特殊感觉和声响。小儿宜用此法。总之，诊断的关键问题是找到引起膀胱结石的原发病因。

膀胱结石的鉴别诊断

（1）膀胱异物

膀胱异物可引起排尿困难、尿频、尿急、尿痛和血尿。有膀胱异物置入史，但常被隐瞒。X 线平片对不透 X 线的异物有诊断价值。膀胱镜检查是主要鉴别手段。

（2）前列腺增生症

主要表现为排尿不畅和尿频，夜尿次数增多，也可有排尿疼痛和血尿。但主要发生于老年人，病史长，呈渐进性发展。肛门指检可发现前列腺增大。B超检查显示前列腺体积增大，向膀胱内突出；膀胱内无结石的强回声光团。膀胱镜检查显示前列腺向尿道内或膀胱内突出，膀胱颈部抬高；膀胱内无结石。

（3）尿道结石

尿道结石可表现为排尿困难、尿痛、排尿中断等症状，容易与膀胱结石混淆。体格检查时男性前尿道结石在阴茎或会阴部可摸到硬结和压痛，后尿道结石可经直肠摸到，女性患者可经阴道触及。用尿道探条探查可有与结石相遇的摩擦感和声响。尿道 X 线平片也可显示尿道部位的致密影。尿道镜检查可明确诊断并发现同时存在的其他尿道病变。

（4）尿道狭窄

表现为排尿困难、尿线变细。多有尿道外伤、尿道炎症、经尿道检查或操作留置导尿等病史。尿道扩张时探杆受阻。尿道造影可显示狭窄的部位和程度。尿道镜检查可见尿道内径突然变细呈小孔。膀胱结石的治疗必须遵循两个原则：一是取出结石，二是纠正形成结石的原因和因素。

尿道结石的实验室检查

尿常规检查可见红细胞、白细胞和盐类结晶，合并感染时可有脓尿。

尿道结石的其他辅助检查

（1）X线检查

X线平片可以证实尿道结石及其部位，且可同时检查上尿路有无结石。尿道造影可以发现阴性结石、有无尿道狭窄和尿道憩室。

（2）B超

尿道结石声像图表现为尿道腔内的强回声光团后方伴有声影。

（3）尿道镜检查

尿道镜能直接观察到结石、尿道并发症及其他异常情况。

尿道结石的诊断原则

尿道结石的诊断除仔细询问病史外，体格检查十分重要。主要包括以下几点。

（1）男性前尿道结石在阴茎或会阴部可摸到结石或硬结并有压痛，后尿道结石可于会阴部或经直肠摸到。位于舟状窝及尿道口的结石甚至可以看到。女性患者经阴道可摸到结石及憩室。

（2）用金属探条检查尿道，当探子接触到结石时能感到触及硬物及有摩擦音。

尿道结石的鉴别诊断

尿道结石应与以下疾病相鉴别。

（1）尿道狭窄：无肾绞痛及排石史，多数有损伤、炎症或先天性、医源性等原发病因，排尿困难非突发性。尿道探查可于狭窄部位受阻。X线平片无结石影。尿道造影可显示狭窄段。

（2）非特异性尿道炎：无肾绞痛及排石史，无急性排尿困难，体格检查不能触及结石，X线平片无结石影。

（3）尿道痉挛：无排石史及尿频尿急等症状，体格检查不能触及结石。尿道探子可正常通过尿道，X线检查无异常，用镇静药后症状可缓解。

（4）尿道异物：有明确病因，X线检查可见尿道内充盈缺损或异物阴影，尿道镜检查可见异物。

前列腺结石的诊断

直肠指诊、尿道探条、膀胱镜和 X 线等检查可确诊。直肠指诊时可无异常发现，但 70% 患者前列腺增大、变硬，但较活动，前列腺表面光滑，边缘清楚。

18% ~ 22% 前列腺表面呈结节状，有的局部可坚硬如石。

前列腺结石的鉴别诊断

本病需与前列腺癌及前列腺结核相鉴别。前列腺癌直肠指检可发现前列腺坚硬，超声检查、前列腺特异性抗原、酸性磷酸酶及经直肠穿刺活检均可鉴别。前列腺结核常为年轻患者，往往伴有附睾结核。

第 4 章

治疗疾病

合理用药很重要，综合治疗效果好

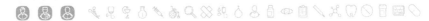

肾结石的急性肾绞痛的治疗

（1）对绞痛不严重的患者：可以即刻给予吲哚美辛栓 100mg，肛门内给药。急性梗阻时，肾盂内压力升高，刺激肾髓质合成前列腺素 E2。后者使肾血流量增加并抑制抗利尿激素，产生利尿作用，进一步增加肾盂内的压力，使输尿管结石在排出的过程中引起剧烈的绞痛。吲哚美辛是一种非类固醇类抗炎药物，静脉注射后，一方面通过改善结石附近输尿管的尿流而降低压力；另一方面它又是前列腺素合成的强有力的抑制剂，能抑制前列腺素 E2 的合成及作用，75% 的患者在用药后约 20 分钟内肾绞痛完全缓解。吲哚美辛口服后经肝脏处理，其抑制前列腺素 E2 合成的作用大大减弱。健康人群直肠齿状线以下黏膜的静脉直接回流进入下腔静脉，而齿状线以上黏膜的静脉是通过肠系膜下静脉回流进入门静脉。吲哚美辛栓在直肠内溶化并经黏膜吸收后直接进入体循环，即能发挥缓解肾绞痛的作用。口服黄体酮、硝苯地平等药物。黄体酮具有显著的持久止痛作用，一般用药后 30 分钟大多数肾绞痛缓解，继续用药并能预防肾绞痛发作或明显减轻疼痛。口服硝苯地平 5 ~ 10mg，每天 3 次，可使肾绞痛得到缓解。舌下含服作用较口服迅速，绞痛发作时立即舌下含服，5 分钟后即能缓解疼痛。硝苯地平用后不良反应一般较轻，初服者常见面部潮红，心悸，窦性心动过速。孕妇忌用。还可直肠内应用双氯芬酸胶浆。

（2）绞痛较重的患者：可给予肌内注射阿托品 0.5mg 和（或）哌替啶 50mg。可用哌替啶（50～100mg）、吗啡（10～15mg）肌内注射。然而，即便是静脉注射吗啡，在 30 分钟时也只有 36% 的患者有效。

（3）输液利尿：一般输 1000～1500 毫升液体，必要时还可以加用利尿药物，肌内注射呋塞米 20mg 或静脉滴注甘露醇 250 毫升。

（4）对绞痛严重、药物治疗没有明显好转而诊断明确的输尿管结石患者，可急诊行体外冲击波碎石。对口服药物后症状不能得到控制；结石引起无尿（一般见于独肾）或合并感染；直径大于 6 毫米的结石自行排出的可能性极小，应采取积极的治疗方法。

肾结石的非手术治疗原则

尿石症的治疗方法很多，应根据患者的全身情况、结石部位、结石大小、结石成分、有无梗阻、感染、积水、肾实质损害程度以及结石复发趋势等来制订治疗方案。在结石比较小、没有肾积水及其他并发症，估计结石可以自行排出的情况下，常先进行中西医结合治疗。大部分患者经中西医结合治疗后，结石会自行排出。对经过一段时间治疗，结石仍未排出的患者，应采取其他治疗（如体外冲击波碎石）或及时进行手术治疗，以保护肾功能。对各种原因引起的代谢性结石应当根据具体情况选择相应的药物治疗（如用药物降低血、尿中的钙、磷、尿酸、草酸、胱氨酸等）。

肾结石中多发结石的治疗原则

（1）对双侧肾结石，先处理肾功能较好的一侧结石；如两侧肾功能相似，则先处理容易手术的一侧肾结石。

（2）当同时有肾结石和输尿管结石时（同侧或双侧），一般先处理输尿管结石，然后再处理肾结石。

（3）上尿路和下尿路结石同时存在时，如下尿路结石并未造成梗阻，则先处理上尿路结石；如上尿路结石还没有影响肾功能，则可先处理下尿路结石。

肾结石的总攻疗法

总攻疗法是指在短时间内采用一系列的中西医结合手段，增加尿流量、扩张输尿管、增强输尿管蠕动，促使肾、输尿管结石排出的方法。适用于直径＜4毫米的肾结石或输尿管结石。总攻疗法一般费时较长，患者需耐受排石的痛苦，排石的效果并不肯定，近年来已极少有单位用此方法治疗尿石症了，但在许多基层医疗单位仍不失为一种可行的治疗手段。

肾结石的高钙尿治疗

（1）多饮水：以增加尿量，降低形成结石成分的尿饱和度。

（2）调整饮食结构：主要是减少奶及奶制品、动物蛋白的摄入，多摄入含植物纤维素多的食物。

（3）噻嗪类利尿剂：噻嗪直接刺激远曲小管对钙的重吸收，促进钠的排泄，可使结石的形成降低90%，被广泛地用于复发性草酸钙结石患者。但30%～35%的患者中有副作用，其中大部分患者会因此而终止治疗。长期的噻嗪治疗可导致体液减少、细胞外容量减少、近曲小管对钠和钙的重吸收。噻嗪也促进甲状旁腺素对增加肾钙重吸收的作用。噻嗪对肠道钙的吸收没有影响，而在肾性高钙尿患者则减少。

（4）磷酸纤维素钠：口服后能在肠道内与钙结合而降低肠钙的

吸收。对于吸收性高尿钙症，可联合应用磷酸纤维素钠、补充镁及限制饮食中的草酸等方法，以减少尿钙、减少钙盐的结晶，又能保持骨密度及临床的疗效。

（5）枸橼酸盐：尿枸橼酸盐升高可使草酸钙饱和度下降，减少钙盐结晶和结石的形成。

（6）正磷酸盐：正磷酸盐能在肠道内与钙结合并减少其吸收。正磷酸盐能减少 1,25- 二羟维生素 D31,25-（OH）2 VitD3 的产生而不影响甲状旁腺的功能。在用正磷酸盐治疗的复发性结石患者中，缓解率为 75% ~ 91%。在用中性或碱性磷酸盐治疗时，尿磷的排泄明显增加，增加尿中抑制作用。它禁用于磷酸镁铵结石患者。正磷酸盐还可引起胃肠道功能失调和腹泻。米糠能与肠道的钙结合并增加尿中的正磷酸盐，减少结石的复发。饭后口服麸糠，可用于预防结石的发生。

（7）治疗高钙尿的原因：如对原发性甲状旁腺功能亢进进行手术治疗；对肾小管性酸中毒者的治疗原则是纠正酸中毒、及时补钾和对症处理以减少并发症；长期卧床的患者则需适当增加活动、保持尿液引流通畅、控制尿路感染。

肾草酸钙结石的治疗

除多饮水、低草酸、低脂肪饮食等外，还可选择以下药物治疗。

（1）枸橼酸盐：枸橼酸盐是预防复发性草酸钙结石的一种新的、有希望的方法，能显著增加尿枸橼酸盐的排泄，从而降低复发性结石发生率。它主要有两种制剂：枸橼酸钠钾（多用于欧洲）和枸橼酸钾（多用于美国）。近年的研究发现，枸橼酸钾能有效地治疗合并有低枸橼酸尿的含钙结石，其作用明显优于枸橼酸合剂，并在临床中取代了枸橼酸合剂。

（2）镁制剂：适用于低镁尿性草酸钙肾结石，对缺镁的结石患者补充氧化镁或枸橼酸镁可以增加尿镁和枸橼酸盐的排泄，达到理想的镁–钙比例，降低尿草酸钙的超饱和状态，降低复发结石的发病率。也可与磷酸纤维素钠合用治疗 I 型吸收性高钙尿。口服氧化镁及维生素 B_6 可以完全阻止结石的形成。其他制剂有氢氧化镁，其主要的副作用是胃肠道不适。

（3）磷酸盐：口服磷酸盐可增加尿磷酸盐的排出，通过降低维生素 D 而抑制肠道对钙的吸收，从而降低尿钙排出，并且增加草酸钙结晶抑制剂焦磷酸盐的排出，治疗含钙结石和高尿钙。

（4）磷酸纤维素钠：一种离子交换剂。在大约 85% 的吸收性高钙尿和复发性肾结石患者中磷酸纤维素钠能降低钙在胃肠道内的吸收。磷酸纤维素钠在一些患者中可引起恶心和腹泻，也会减少镁的吸收。通过限制肠道内草酸钙的形成增加草酸盐的吸收，这也就增加了尿草酸的排泄。在肠道钙吸收正常的患者中，可引起钙的负平衡并刺激甲状旁腺。

（5）乙酰半胱氨酸：能抑制 TH 黏蛋白的聚合、减少草酸钙晶体含量、预防肾结石的形成。口服乙酰半胱氨酸能使尿中的大晶体团块明显减少，降低了尿石形成的危险。乙酰半胱氨酸的副作用很小，其他药物还有考来烯胺、牛磺酸、葡萄糖酸镁等。对饮食草酸盐及其前体过量的患者，应需避免摄入富含草酸及其前体的食物和药物。维生素 B_6 缺乏时，人体内的乙醛酸不能转变为甘氨酸，而经氧化转变成草酸。对由此引起的高草酸尿，可给予小剂量维生素 B_6。

肾尿酸结石的治疗

尿酸结石占所有肾结石的 50% ~ 60%。75% ~ 80% 的尿酸结石是纯结石；其余的结石含草酸钙。男女发病率相等。治疗的目的是降低尿中尿酸的浓度。主要的措施包括①增加液体摄入：大量饮水以增加尿量，保证 24 小时尿量超过 1500 ~ 2000 毫升。②控制饮食：限制饮食中的嘌呤。主要限制红色肉类、动物内脏、海产品、禽类和鱼的摄入。③碱化尿液：服用碱性药物以碱化尿液致尿 pH 值在 6.5 ~ 7.0 之间，可增加尿酸的溶解度。首选枸橼酸钾，其次是枸橼酸合剂和碳酸氢钠。也可用 5% 碳酸氢钠或 1.9% 乳酸钠溶液静脉滴注，后者应用较多，效果满意。碳酸氢钠的副作用有胃肠气胀。④别嘌醇：别嘌醇能抑制黄嘌呤氧化酶、阻止次黄嘌呤和黄嘌呤转化为尿酸。如果患者有高尿酸血症或尿酸排泄大于 1200mg/d，可给予别嘌醇。别嘌醇的副作用有皮疹、药物热或肝功异常。经过碳酸氢钠或别嘌醇治疗可使尿酸结石部分或完全溶解。

🧑 肾感染结石的治疗

感染结石约占所有结石的 2% ~ 20%。它可分为两种：一种是由尿路感染而形成的结石；一种是因其他成分的结石继发感染而形成的结石。前者是真正的感染结石，其成分主要是磷酸镁铵及尿酸铵，也可混合有碳酸钙。后者核心的成分多为尿酸及草酸钙，结石的外层则为磷酸镁铵及尿酸铵。感染结石的治疗原则是彻底清除结石和根治尿路感染。对感染性结石的药物治疗主要包括以下几个方面。

（1）治疗感染：首先应根据细菌培养及药物敏感试验，选择合适的抗生素。由于停留在晶体表面或晶体之间的细菌在停用抗菌药物后还有可能再感染。因感染结石而行手术治疗的患者中，40%以上术后存在持续尿路感染，故应长期用药。应用抗菌药物治疗后，尿中细菌的菌落如从107降至105，可使尿素酶的活性降低99%。

（2）使用尿素酶的抑制剂：应用尿素酶的抑制剂可以阻止尿素的分解，从根本上防止感染结石的形成。乙酰氧肟酸是尿素酶有力的不可逆的竞争性抑制剂，能预防磷酸镁铵和碳酸磷灰石结晶的形成。口服后能很快被胃肠道吸收，1小时后达到最高浓度。副作用为深静脉血栓、震颤、头痛、心悸、水肿、恶心、呕吐、味觉丢失、幻觉、皮疹、脱发、腹痛和贫血。乙酰氧肟酸妊娠妇女禁用。对感染结石而禁忌手术的患者，Griffith推荐同时应用乙酰氧肟酸与抗生素。尿素酶的其他抑制剂包括：羟基缬氨酸、丙异羟肟酸等。

（3）溶石治疗：通过各种管道（如输尿管导管、经皮肾造瘘管、术后留置的肾造瘘管等）向肾盂、输尿管内注入溶石药物来达到溶石的目的。进行溶石治疗前应尽可能彻底清除结石碎片，以减少溶石的困难。进行溶石治疗必须具备以下条件：①尿液应是无菌的，必须在尿路感染得到完全控制后才能应用灌洗溶液，以免在溶石过程中大量细菌释放出来而引起尿路感染；②溶石液体流进及流出应当通畅；③肾盂内压力维持在2.94kPa（30cmH$_2$O）；④没有液体外

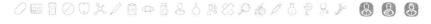

渗，如有液体漏出，则应停止灌洗；⑤监测血清中镁的水平，避免发生高镁血症。等渗的枸橼酸液在 pH4.0 时能溶解磷酸钙和磷酸镁铵，形成可溶性的枸橼酸钙复合物。可应用溶肾石酸素，但毒性大，甚至可引起死亡。肾盂首先用无菌生理盐水以 120ml/h 的速度，如灌洗 24 小时后，如无异常，才可开始进行溶石治疗。溶石期间，患者如出现发热、腰痛、血肌酐、血镁、血磷升高等情况，即应停止灌洗。

（4）酸化尿液：酸化尿液可以增加磷酸镁铵和碳酸磷灰石的溶解度，从而使磷酸镁铵结石部分或完全溶解。同时还能增加抗生素的作用。主要的药物有维生素 C 和氯化铵。对巨大的感染结石，可行开放手术治疗。也可采用经皮肾取石术治疗铸型结石以取代开放手术。对有漏斗部狭窄或肾内解剖畸形的患者可行防萎缩的肾切开取石术。体外冲击波碎石（ESWL）比经皮肾取石术损伤小。据统计，对大的铸型结石，结合应用经皮肾取石和 ESWL 是最有效的方法。但 50% 以上的患者在随访 10 年以上时有复发。如用开放手术加药物溶石，则平均随访 7 年，仅个别患者复发。

肾胱氨酸结石的治疗

治疗的目的是使尿中胱氨酸的浓度低于 200mg/L。对胱氨酸结石的治疗可以采取下列措施。

（1）减少含胱氨酸食物的摄入：胱氨酸是由必需氨基酸甲硫氨酸代谢而来的，应限制富含甲硫氨酸的食物（如肉、家禽、鱼、奶制品），以减少胱氨酸的排泄。由于胱氨酸是一种必需氨基酸，对生长期的儿童不宜过于限制，以免对大脑以及生长造成一定的影响。严格限制钠的摄入也有利于降低胱氨酸的尿中浓度。

（2）增加液体的摄入：1升尿大约能溶解250mg胱氨酸，应均匀地饮水以达到整天均匀地排尿（尤其夜间要有足够量的尿），并使24小时尿达到3升。

（3）口服碱性的药物：碱化尿液至尿pH > 8.4，是一个非常重要的措施。同时增加液体摄入，可以增加胱氨酸在尿中的溶解度，不仅能预防新的结石形成，而且能使已经形成的结石溶解。碳酸氢钠和枸橼酸钾最常用于碱化尿液。乙酰唑胺能通过抑制碳酸酐酶而增加碳酸氢盐的排泄。

（4）口服降低胱氨酸排泄的药物：如青霉胺（每增加青霉胺剂量250mg/d，可降低尿胱氨酸浓度75 ~ 100mg/d）、N-乙酰-D-L-青霉胺、乙酰半胱氨酸、α-巯丙酰甘氨酸等。这些药物能与胱氨酸中的巯基（-SH）结合而增加其溶解度。也可口服谷酰胺降低胱氨酸的浓度。α-巯内酰甘氨酸（MPG）能与胱氨酸结合形成可溶

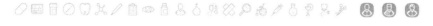

性复合物，使尿胱氨酸浓度低于 200mg/L。但它的毒性比青霉胺低。卡托普利通过形成卡托普利 – 胱氨酸的二硫键复合物使溶解度增加 200 倍。应当指出的是，这些药物都有一定的副作用，服用时如出现副作用，应及时停药并作相应处理。

（5）大剂量维生素 C：其作用是使胱氨酸转变为溶解度较大的半胱氨酸。副作用是会增加草酸的形成而出现高草酸尿。由于胱氨酸结石是一种遗传性疾病，必须坚持长期治疗。如上述措施无效而结石引起肾功能损害，应及时进行手术治疗。必要时可在手术的同时放置肾造瘘管以供今后溶石治疗时用。可用于溶石的药物有碳酸氢钠、N- 乙酰半胱氨酸、氨丁三醇、青霉胺（D- 青霉胺）。对胱氨酸结石用超声碎石和体外冲击波碎石治疗的效果不佳。这是因为胱氨酸是有机物质，晶体间结合牢固，对超声和体外冲击波都不敏感的缘故。另一方面，胱氨酸结石一般体积比较大，常为多发结石和铸型结石，勉强碎石不仅费时，排石也费时。碎石不彻底或排石不完全都有可能在肾脏内遗留结石碎片，并成为复发结石的核心。因此，对胱氨酸结石应采用多种方法综合治疗。

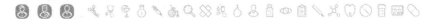

中医在尿石症治疗方面的作用

（1）清热利湿行气：常用的清热利湿药有金钱草、车前子、海金沙、滑石、泽泻、木通、通草、地肤子、石苇等；淡渗利湿药有：猪苓、茯苓、赤小豆、薏苡仁。行气解郁药有木香、乌药、厚朴、青皮、香附、枳实、莱菔子等。主要用于无嵌顿、直径小于0.8厘米的小结石，能提高自然排石率，减少手术率，改善肾功能。

（2）气滞行瘀：以化瘀行气软坚药三棱、莪术、桃仁、枳壳等组方，它可使部分磷酸盐脱失，草酸颗粒结晶变圆钝，结构破碎。金钱草、石韦、茯苓、玉米须等组成的中成药还能减少上尿路含钙结石患者尿中的大晶体比例，提高尿液对草酸钙晶体生长和聚集的抑制活性，具有防止含钙结石形成、降低尿石复发的作用。

（3）破血破气加益气药促使结石移动排出，解除梗阻：缓解结石梗阻性肾输尿管积水，减少手术率。对中度肾积水，只要无严重感染和进行性加重，可应用以中药为主的非手术方法积极治疗。排石后用补肾、活血、益气药有助于肾功能的恢复。此外，在碎石前后应用清热利湿、化瘀行气、清热解毒、补肾益气等中医方法治疗。

（4）一些中成药也颇受欢迎：如排石颗粒（包括无糖型）泌淋胶囊等。

肾结石的体外冲击波碎石治疗

体外冲击波碎石治疗是 20 世纪 80 年代兴起的新技术，曾被誉为"肾结石治疗上的革命"。30 多年来，随着碎石机的更新换代和碎石经验的积累，现在肾、输尿管和膀胱结石均可进行体外冲击波碎石治疗。体外冲击波碎石治疗的适应证：对肾结石，应为直径 ≤ 2.5 厘米、不透 X 线的单发性或体积与之相当的多发肾盂或肾盏结石。据统计，大约 70% 以上的肾结石可采用体外冲击波碎石治疗。直径 > 2.5 厘米的结石，碎石前最好先放置双 J 导管。碎石前均应经造影确定患侧肾脏功能良好、结石下方的尿路是通畅的。体外冲击波碎石治疗如能与经皮肾镜、开放手术等措施相结合，相互取长补短，可以取得更为理想的疗效。

体外冲击波碎石治疗的禁忌证：随着体外冲击波碎石治疗的适应证不断扩大，禁忌证在逐步缩小。妊娠是目前唯一绝对禁忌证。结石下方尿路的梗阻、尿路感染、心血管疾病等都成为相对禁忌证，经过适当的治疗后即可进行体外冲击波碎石治疗。但对凝血机制障碍、严重的心血管疾病、肾功能障碍、极度肥胖及巨大而复杂的结石仍不适宜进行体外冲击波碎石治疗。此外，体积特别大的肾结石由于形成的时间比较长，往往同时有各种并发症（特别是合并感染等），单独采用上述的任何一种治疗方法都不能解决问题。即使采用开放手术也不一定能将结石取净，有时还有可能因严重出血而不得不切除肾脏。最近，国外提出一种所谓的"三明治"治疗方法。即先采用经皮肾镜超声碎石术将结石的主体粉碎，尽可能把结石碎片冲洗干净，但仍保留手术时使用的隧道；接着用体外冲击波碎石将剩余的结石碎片击碎，待其自然排出；最后再通过隧道把不能排除的碎片用经皮肾镜取出。Madbouly 等对体外冲击波碎石治疗患者作了快速（每分钟 120 次）及慢速（每分钟 60 次）的比较。认为慢速的体外冲击波碎石治疗 似乎更有效。慢速需要的冲击波的总数比快速的少、但治疗时间长、成功率明显增高。

　　体外冲击波碎石治疗的并发症主要有：①石街形成：体积较大的肾结石在碎石后可以形成"石街"。它主要有 3 种情况：a. 较大的结石碎块在输尿管堵塞，使随后的细小碎沙不能排出；b. 大量细小的结石碎片排出过快造成堵塞；c. 输尿管内多个较大的结石碎粒形成堵塞。②出血：体外冲击波碎石治疗后很少引起出血。大多数情况下出血的程度较轻，短期内多可自愈。临床上表现为血尿、肾实质及肾周出血、皮肤出血及消化道出血及咯血等。③高血压：多数患者在体外冲击波碎石治疗后会有短期的血压升高，大多能自行恢复正常。

肾结石的手术治疗

尽管现在由于药物治疗、体外冲击波碎石治疗等方法的应用，绝大多数肾结石患者已不需要进行手术治疗了。随着微创手术技术的不断普及，开放手术的机会也大大减少。

（1）肾结石手术治疗的适应证：①较大的肾盂、肾盏结石（如直径大于3厘米的结石或鹿角型结石）：这些结石也可采用腔内泌尿外科手术的方法和体外冲击波碎石的方法治疗。②肾盂、肾盏内的多发结石：手术对一次性取尽结石比较有把握。③已有梗阻并造成肾功能损害的肾结石（如肾盏颈部有狭窄的肾盏结石、有肾盂输尿管交界处狭窄肾盂结石、有高位输尿管插入畸形的肾盂结石等）：对结石梗阻所致的无尿，应及时手术解除梗阻、挽救肾功能。④直径＞2厘米或表面粗糙的肾结石以及在某一部位停留时间过长估计已经形成粘连、嵌顿的结石。⑤对肾脏有严重并发症、全身情况不佳的患者：应选择手术治疗，以缩短治疗周期。⑥一些多次体外冲击波碎石治疗未获成功或采用其他取石方法失败的患者。

（2）主要的开放手术方法：对有适应证的患者，应根据结石所在的部位、结石的大小、形态、数量；肾脏、输尿管的局部条件来决定手术治疗的方法。①肾盂切开取石术：适用于较大的肾盂结石或肾盂内的多发结石。②肾实质切开取石术：适用于鹿角形肾盂、肾盏结石或肾盏内的多发结石、经肾盂无法取出或不易取净的结石。为了减少出血，一般选择在肾实质最薄的部位或离结石最近的部位切开肾实质。必要时还要采取暂时阻断肾脏血流、局部降温的方法来减少出血。③肾部分切除术：对于局限于肾上盏或肾下盏的多发结石、特别是肾盏颈部有狭窄时，采用肾切开取石或肾盂切开取石都不能顺利取出结石时，可行肾部分切除术，将肾上极或肾下极连同结石一并切除。④肾切除术：对一侧肾或输尿管结石梗阻引起的严重肾积水，肾皮质菲薄；合并感染并导致肾积脓，肾功能完全丧失者。如果对侧肾功能正常，可施行肾切除手术。⑤甲状旁腺切除术：对原发性甲状旁腺功能亢进引起的结石，如由腺瘤或腺癌引起的，就应行手术完整地切除；如果是由甲状旁腺增生引起的，就应切除4个甲状旁腺中的3个或3.5个腺体。

🔲 肾结石的腔内泌尿外科手术

（1）经皮肾镜碎石术：经皮肾镜碎石术适用于体积较大的肾结石、铸型结石、肾下盏结石、有远段尿路梗阻的结石以及其他治疗方法（特别是体外冲击波碎石）失败后的结石。最适合经皮肾镜碎石的是身

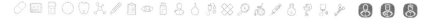

体健康、较瘦、直径大于 2 厘米的单发结石，位于轻度积水的肾盂中或扩张的肾盂内的结石。对大的铸型结石采用经皮肾镜取石和体外冲击波碎石联合治疗，效果也很好。

经皮肾镜碎石术的禁忌证包括：全身出血性倾向、缺血性心脏疾患、呼吸功能严重不全的患者，过度肥胖、腰肾距离超过 20 厘米，不便建立经皮肾通道者，高位肾脏伴有脾大或肝大者，肾结核，未纠正的糖尿病，高血压，肾内或肾周急性感染者，严重脊柱后凸畸形等患者均不能做经皮肾镜取石，孤立肾患者不宜进行经皮肾镜碎石。

①超声碎石是利用超声换能器的压电效应将电能转换成声能，再沿着硬性探条传导至顶端，当探条顶端接触到结石时，超声波的高频震动能把结石碾磨成粉末状小碎片或将结石震裂。

②液电碎石是通过放置在水中的电极将储存在电容器中的高压电能在瞬间释放出来，使电能转变为力能，直接将结石击碎。液电的冲击力很强，碎石效果好。

③气压弹道碎石是模仿气锤的作用原理，利用压缩气体产生的能量推动手柄内的子弹体，在弹道内将能量传递到探杆，探杆尖端与结石反复撞击，将结石击碎。

④ 近年来用于泌尿系统碎石的激光器为最新研制的钬激光。钬激光是稀有元素钬产生的脉冲式激光，波长 2140nm，恰好位于

水的吸收范围，峰值功率瞬间可达上千瓦。钬激光可通过直径为320～550um低水含量的石英光导纤维发射激光。通过内镜直抵结石将其粉碎，为多数泌尿系结石首选的体内碎石方法。与气压弹道碎石等体内碎石机相比较，钬激光碎石术的有效率及安全性明显提高，与传统的激光相比，钬激光有明显优势。钬激光除可用于碎石外，还具有切割汽化软组织、凝固止血功效。对于时间长、炎症反应重、已经形成包裹的结石可以先汽化包裹的软组织，再粉碎结石。钬激光可以粉碎包括胱氨酸结石、一水草酸钙结石在内的各种成分结石。

⑤电子动能碎石。电子动能碎石机由主机、手柄和脚踏开关三部分组成，工作原理与气压弹道碎石机极其相似，通过引发小金属探针类似的撞击运动来击碎结石。不同之处是，电子动能碎石是通过手柄中的磁芯按照电磁原理产生的能量形成高速短距离直线运动，来回反弹直接撞击金属探针，产生陡峭的动能冲击波，并通过探头传递到结石，将结石击碎。经皮肾镜碎石成功率高，治疗肾结石可达98.3%，并有痛苦小、创伤小、适应范围广、患者恢复快等优点。它的主要并发症有术中及术后出血、肾盂穿孔、邻近脏器损伤、感染、肾周积尿等。

（2）化学溶石疗法：包括两个方面，一是通过口服药物的方法来溶解结石；另一个是通过各种途径将导管放到结石近段的尿路（主要是肾盂和膀胱），经过导管注入溶解结石的药物，使药物与结石直接接触来达到溶石的目的。临床上口服药物主要用于治疗尿酸结石和胱氨酸结石。经过导管注入溶解结石的药物主要有 Renacidin 溶肾石酸素、碳酸氢钠 sodium bicarbonate、EDTA 依地酸等。应根据不同结石的理化性质来选择相应的药物，如 Renacidin 是酸性溶液（pH3.9）可与结石中的钙结合形成枸橼酸钙复合物，主要用于治疗感染性结石；碳酸氢钠和 EDTA 均为碱性药物，用于治疗尿酸结石和胱氨酸结石。预后：尽管近几年来在尿石症的治疗方面取得了很大的发展，事实上，这些治疗方法往往都是"治标不治本"。尿石治疗后，形成结石的因素并未得到解决。如仍有代谢异常，则会有结石复发。有 25% ~ 75% 的尿石症患者在随访 10 ~ 20 年的过程中有结石复发，复发率为每年 5% ~ 7%，并有 50% 的患者在 10 年内有复发。任何治疗如不能使结石的治愈率大于 70%（在 3 年内），就应该认为是无效的。

输尿管结石的治疗

1. 非手术治疗

（1）一般治疗：大量饮水，2000ml/d，不能饮水或有呕吐者宜静脉输液，同时配合止痛解痉药物或其他治疗如针灸和中药治疗，帮助结石排出。

（2）排石治疗：根据输尿管结石的大小、部位，有无尿路感染和尿路解剖学上的特点选择疗法。位于输尿管下段、直径 < 0.4 厘米的结石即使无特殊治疗 90% 以上能自行排出，4 ~ 5.9 毫米大小的结石有 50% 以上可自行排出，> 6 毫米仅 20% 可排出。治疗 6 个月以上时，结石未能排出，应注意检查肾功能，了解尿路有无感染，有无形成梗阻等，以便决定继续观察或采取积极的外科治疗。

（3）体外冲击波碎石治疗：随着临床经验的不断积累和碎石机的改进，输尿管结石体外冲击波碎石治疗适应证不断扩大。结石远段输尿管无梗阻，不影响碎石后排石均为体外冲击波碎石治疗的适应证。

（4）输尿管镜治疗：一般来说，输尿管结石不论在输尿管的任何部位都可以采用输尿管镜取石手术。但目前认为以治疗中下段结石为佳，在输尿管镜下超声碎石、液电碎石、激光碎石、气压弹道碎石及电子动能碎石。前两种方法因对组织损伤大已基本放弃。

2.手术治疗

结石确诊已久，经试用各种非手术方法无效者宜及早考虑手术，尤其结石以上明显有积水者应优先考虑。可行输尿管切开取石术。

输尿管切开取石术的优点是手术小，可将结石完整取出，甚至1次手术同时取出双侧的输尿管结石。根据输尿管结石的部位，采取不同的手术径路，术中注意固定结石以免滑脱。在结石上缘切开输尿管，取石后用输尿管导管上、下探查其通畅度，放置双J管（Double-J管），然后缝合输尿管。术前须再摄泌尿系平片，以便确定结石部位和选择最佳手术切口。手术的适应证为：输尿管镜术时穿破输尿管或造成输尿管狭窄；输尿管憩室并发结石；结石直径＞1.0厘米或结石表面粗糙呈多角形者；结石嵌顿过久，输尿管发生严重梗阻及上尿路感染；非手术治疗无效。

膀胱结石的治疗

（1）腔内手术对直径较小、质地较疏松的结石可采用经尿道膀胱镜下碎石术。碎石的方法有机械、液电、超声、气压弹道、激光等。可根据医疗单位具体器械条件及操作者的喜好自行选择。由于器械直径过大，容易造成尿道黏膜损伤，故所谓的"大力钳"碎石已很少被使用。目前，临床上使用最多的是气压弹道碎石和钬激光碎石。术者需加强对术式操作的熟练度，避免不必要的损伤；术中尽量击碎结石并将结石碎片冲洗干净。一般残余结石直径为1~2毫米左右即能确保其自行排出；术后需加强抗感染治疗，同时嘱患者多饮水以促进结石排出。

（2）体外冲击波碎石对直径为 1 ~ 2 厘米的结石，可在俯卧位下行治疗。但由于膀胱容量体积较大，结石活动度较上尿路明显增加，术中较难聚焦定位，碎石效果难以确定，目前较少采用。

（3）开放手术对结石较大或需同时处理膀胱其他疾病者，可行耻骨上膀胱切开取石术。其指征是：①儿童膀胱结石；②结石体积过大；③合并前列腺增生症或尿道狭窄等需要开放手术治疗；④膀胱憩室内的结石，尤其是巨大膀胱憩室者；⑤合并需要开放手术治疗的膀胱肿瘤；⑥在膀胱异物基础上生长的结石；⑦因为种种原因无法进行腔镜手术者等。

尿道结石的治疗

治疗须根据结石的大小、形状、所在部位和尿道的情况而定。

（1）前尿道结石取出术

接近尿道外口的结石和位于舟状窝的小结石如不能自行排出，可注入液状石蜡后挤出，也可用钳子或镊子取出。前尿道结石在注入液状石蜡后可用手将结石推向尿道外口，再用钳子或镊子将结石夹出。也可用探针拨出，或将探针弯成钩状将结石钩出。但操作一定要轻柔，避免严重损伤尿道。较大的或嵌顿于舟状窝的尿道结石，如上述方法不能奏效者，可以切开尿道外口，向尿道内灌入无菌液状石蜡，然后边挤边夹，将结石取出。

（2）前尿道切开取石术

前尿道结石嵌顿严重、不能经尿道口取出者，可以行前尿道切开取石术。阴茎部尿道切开后有形成尿瘘的可能性，故应尽可能避免采用尿道切开取石的方法。此时，可将结石推向球部尿道，尽量在球部尿道处切开取石。

（3）后尿道结石的处理

对后尿道结石可用尿道探子将结石推回膀胱内，再在内镜下采用大力钳碎石、气压弹道碎石、激光碎石等方法治疗，也可行体外冲击波碎石或经耻骨上膀胱切开取石。如结石大而嵌顿者，可经会阴部或经耻骨上切开取石。尿道憩室中的结石，必须同时切除憩室。有尿道梗阻和感染者，需一并处理。

（4）尿道镜取石术

尿道狭窄阻碍结石排出或结石嵌顿严重者，可经尿道镜在窥视下先切开狭窄段再行取石。结石大而嵌于尿道时间久者，可在内镜下行气压弹道碎石或激光碎石。不能取出者可行尿道切开取石。

前列腺结石的治疗

（1）无症状的前列腺结石，无须治疗。

（2）伴有感染者，应控制感染，再进一步治疗。

（3）经尿道切除前列腺及结石，多用于年轻人，以避免造成性功能障碍。

（4）大而多发结石伴前列腺增生者宜采用耻骨上前列腺及结石摘除术。

第 5 章

康复调养

三分治疗七分养，自我保健恢复早

老年人如何防治尿结石

尿结石是一种极为常见的疾病，肾脏、输尿管或膀胱里长上了结石，不但会引起疼痛、血尿、还会引起尿路感染。如果结石长期阻塞泌尿道，造成肾积水，连肾功能都会受到损害。

老年人尿结石发病率相当高，因为老年后骨骼脱钙与骨质疏松，使得骨骼里的大量钙质进入血液，并随尿排出，结果尿内钙含量增加，就容易诱发尿结石。

老年人如患上了尿结石，可采取如下防治措施。

（1）充分饮水，保证每日有 1500 毫升的尿量，尤其注意夜间也要适当饮水，饮水既可防止尿结石，又可有助于较小尿结石的排出。

（2）如果尿结石不大，直径小于 1 厘米，无尿路感染或梗阻现象，肾功能尚好者，可试行不开刀的治疗方式，包括多饮水、多活动，服用有利于结石排出的中药，如中成药排石冲剂，也可采用方剂煎服，例如金钱草 60 克，海金沙 15 克，鸡内金 9 克，六一散 30 克，车前子 15 克，每日 1 剂煎服，可连续服用一阶段。

（3）结石较大，估计难以自行排出者，可用体外冲击波碎石。这是一种利用水下高压放电引起水的爆炸性气化，释放巨大能量，于是水中产生超声速的冲击波。这种强大的冲击波经过聚焦，将分散的力量集中起来，瞄准人体内的尿结石，将结石粉碎，然后碎石随尿液排出。我国采用此方法已治愈数万例尿结石患者。

（4）最后一个办法就是手术治疗，开刀将尿结石取出，特别是一些结石阻塞时间过久，或者较大的尿结石，或者肾功能已有影响。

总之，应该密切配合医生，寻找适当、有效的方法，尽早将尿结石处理掉。

预防尿石症复发的措施

（1）根据尿石成分分析的结果及平片上结石的形态来判断结石的成分，有的放矢地制订预防的措施。

（2）对小儿膀胱结石来说，主要的问题是增加营养（奶制品）。这里我们特别强调母乳喂养的重要性。

（3）大量饮水，饮水对预防尿石复发十分有效。多饮水可以增加尿量（应保持每天尿量在 2000 ~ 3000 毫升），显著降低尿石成分（特别是草酸钙）的饱和度。据统计，增加 50% 的尿量可以使尿石的发病率下降 86%。餐后 3 小时是排泄的高峰，更要保持足够的尿量。临睡前饮水，使夜间尿相对密度（比重）低于 1.015。多饮水可在结石的近段尿路产生一定的压力，促使小结石排出；可以稀释排泄物以及一些与结石形成有关的物质（如 TH 蛋白）。但有人认为，大量饮水的同时也稀释了尿液中抑制剂的浓度，对预防结石不利。实际上在尿石形成的影响中，尿液的过饱和居于十分重要的地位；相比之下，大量饮水对抑制剂浓度降低的影响要小得多。Itoh 等认为绿茶可以预防草酸钙结石的形成。绿茶内含有 13% 的儿茶酚，它有抗氧化作用，能减少尿中草酸的排泄及草酸钙沉淀的形成。绿茶治疗可以增加过氧化物歧化酶的活性。

（4）结石患者应根据热量的需要限制超额的营养，保持每天摄入蛋白的量为 75 ～ 90 克，以保持能量的平衡，降低尿石发生的危险。对有家族性高尿酸尿或有痛风的患者，应限制蛋白的摄入量为 1g/kg 体重。控制精制糖的摄入。忌食菠菜、动物内脏等食物。

（5）磁化水有一定的防石作用。一般的水通过磁场强度很大的磁场后即成为磁化水。1973 年曾有人发现将结石置于盛有磁化水的容器中出现溶解现象。通过研究，发现水经过磁化后，水中的各种离子所带的电荷会发生变化，形成晶体的倾向明显降低，可以对尿石形成起预防作用。

（6）治疗造成结石形成的疾病。如原发性甲状旁腺功能亢进、尿路梗阻、尿路感染等。

（7）可以根据体内代谢异常的情况，适当口服一些药物，如噻嗪类药物、别嘌醇、正磷酸盐等。对复发性草酸钙结石患者应避免摄入过量的维生素 C。

（8）定期复查。尿石患者在结石排出后必须定期进行复查。主要是因为：①对绝大多数结石患者来说，排出结石后，造成结石形成的因素并未解决，结石还可能复发。②除了在手术时明确结石已经取净外，无论采用什么方法碎石，体内都可能残留一些大小不等的结石碎片，这些结石碎片就可能成为以后结石复发的核心。

第 6 章

预防保健
饮食护理习惯好，远离疾病活到老

儿童膀胱结石的预防

预防儿童膀胱结石的主要措施包括：①提高产妇围生期的营养，尤其是蛋白质的充足摄入，使产后有高质量的乳汁喂养婴儿。②提倡母乳喂养，防止以糖类食品代替母乳。③婴儿辅食应包括足够的乳类食品，包括牛奶等。

治疗感染性肾结石的食疗方

（1）补肾化石核桃肉

原料：核桃 1000 克，黄芪 60 克，石韦 30 克，鸡内金 30 克，金钱草 250 克，蜂蜜 250 克，白糖 250 克。

制法：①核桃去壳取肉，备用。②细盐或砂约 500 克，倒入铁锅内。先将盐炒热，再倒入核桃肉，要不断翻炒，至核桃肉皮呈嫩黄色，大约炒至 10 分钟时离火。离火后，也要翻炒，以防止烧焦；待稍凉后，用铁筛筛去细盐或砂；冷却后，再脱出一部分核桃衣，备用。③将黄芪、石韦、鸡内金、金钱草快速洗净，倒入大砂锅内，加冷水将药物浸没。中火煎 40 ~ 60 分钟，至药液浓煎成大半碗时，滤出头汁。再加水 2 大碗，至药液煎成大半碗时，滤出二汁，弃渣。

④先将药汁、蜂蜜、白糖倒入大瓷盆内，然后倒入核桃肉，浸拌均匀，瓷盆加盖，用旺火隔水蒸3小时后，离火。以后，每隔两三天蒸1次，每次约蒸半小时，蒸的次数愈多愈好。

食法：每日1次，每次饮药汁1匙，吃核桃肉1匙，药汁用温开水送服，核桃肉要嚼至极细再咽下。

功效：此方补肾化石，扶正祛邪，能加强泌尿器官的代谢功能。对久病体弱及年老无力排石者尤为适宜，对久患肾结石及输尿管结石者也适用。

（2）向日葵茎心汤

原料：采集向日葵茎的内芯，鲜品50克或干品20克，滑石10克，蜂蜜1匙。

制法：①待葵花结籽成熟后，摘去籽盘，去除地下根，取茎，切成几段，洗净，剖开，取出茎心，切碎备用。②将向日葵茎心与滑石倒入小砂锅内，加冷水1大碗半，煎成半碗，滤出汁水后，冲入蜂蜜1匙。

食法：饭前饮服，分2次饮完或代茶常饮。

功效：这是民间治疗刚患泌尿系结石的验方，此方通淋利尿，对尿路结石及肾结石均有较好的治疗效果，且无副作用。尤其适用于广大农村患者，取材方便，制作简单。夏季饮服，还有祛暑之功。

（3）海金沙茶

原料：海金沙 15 克，绿茶 2 克，以陈者为佳。

制法：海金沙每次 10 ～ 15 克，绿茶 2 ～ 3 克，将两者放入杯中，用刚烧沸的开水冲泡大半杯，泡后立即加盖，5 分钟后饮服。

食法：每日晨起，空腹先饮一杯，以后可随时饮服。每饮略留余汁，再泡再饮，直至冲淡为止。2 个月为 1 疗程。

功效：此方具有清热渗湿、利尿通淋、降火解毒等功效，对肾结石、膀胱结石均有防治作用，适宜于舌苔黄腻，尿色黄赤，排尿不畅，小便热痛之湿热证。

输尿管结石患者的饮食禁忌

输尿管结石患者要想真正摆脱结石的困扰，一定要管好自己的嘴，在饮食上有所控制。

（1）少吃食盐：太咸的饮食会加重肾脏的工作负担，而盐和钙在体内具有协同作用，并可以干扰预防和治疗肾结石药物的代谢过程。食盐每天的摄入量应小于 5 克。

（2）少喝啤酒：有人认为啤酒能利尿，可防止输尿管结石的发生。其实，酿啤酒的麦芽汁中含有钙、草酸、乌核苷酸和嘌呤核苷酸等

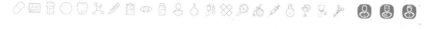

酸性物质，他们相互所用，可使人体内的尿酸增加，成为输尿管结石的重要诱因。

（3）肉类、动物内脏要少吃：控制肉类和动物内脏的摄入量，因为肉类代谢产生尿酸，动物内脏是高嘌呤食物，分解代谢也会产生高血尿酸，而尿酸是形成结石的成分。因此，日常饮食应以素食为主，多食含纤维素丰富的食品。

（4）慎食菠菜：据统计，90%以上的结石都含钙，而草酸钙结石者约占87.5%。如果食物中草酸盐摄入量过多，尿液中的草酸钙又处于过饱和状态，多余的草酸钙晶体就可能从尿中析出而形成输尿管结石。在食物中，含草酸盐最高的是菠菜，而菠菜又是人们常吃的蔬菜之一。

肾结石患者的日常生活调养

得过尿酸结石的人，动物内脏、鹅肉、沙丁鱼等应少吃。在多喝水预防肾脏疾病的同时，尽量不要憋尿，多排尿有助于细菌、致癌物质和易结石物质快速排出体外，减轻肾脏和膀胱受害的机会。对于已患肾结石的患者来说，目前医学界认为，多饮水对保护肾脏、治疗肾结石确有一定作用，但也不能片面理解，应根据患者的具体情况而定。

（1）在高温季节人体排汗增多，为防止尿液过分浓缩，多饮水对预防结石的形成和肾绞痛的发作有一定作用。

（2）对于结石较小的人（包括由于症状轻，自己尚未发现的人），要提倡多饮水，配合药物治疗，以便增加尿量，发挥冲洗尿路的作用，防止沉积，促使细小结石随尿排出。但饮水量应以每天2000毫升为宜，而且要分次饮用，不宜集中。

（3）如结石直径已大于1厘米，造成泌尿系统机械梗阻，或已发生肾积水，或伴有高血压、慢性肾病、严重溃疡及心脏病等，则不宜多饮水，否则会加重梗阻或诱发其他疾病急性发作。

在遗传上容易产生尿道结石的人，更要养成多喝水的习惯，并注重均衡饮食，对一些含草酸量高的食物，如橙汁、可可（朱古力）、菠菜、杏仁、腰果及葡萄干等都要少吃。

肾结石患者，在饮食上还要注意少吃菠菜、杨梅、番茄、可可、巧克力、胡椒、土豆、辣椒等容易酿生湿热，促使杂质在尿中沉积的食品；对含钙高的如牛奶、奶酪以及含磷高的肥肉、蛋黄等食品，也应控制。若经化验检查，属于酸性结石，可多吃青菜、萝卜等蔬菜，使尿液碱化；若为碱性结石可适当多吃肉类，使尿液酸化；若属草酸胺尿石，要常吃核桃仁。

肾结石患者，可叫家人轻轻拍打肾区；输尿管结石患者，应自行多作跳跃运动，以促使尿石下移；膀胱结石患者，应憋尿后用力排尿，以利结石排出。

肾结石患者的饮食禁忌

（1）少吃草酸盐含量高的食物：含草酸盐高的食物有番茄、菠菜、草莓、甜菜、巧克力等，过高的草酸盐摄入也是导致肾结石的主要原因之一。

（2）少吃豆制品：大豆食品含草酸盐和磷酸盐都高，能同肾脏中的钙融合，形成结石。

（3）睡前慎喝牛奶：睡眠不好的人，睡前喝杯牛奶有助于睡眠。但在睡眠后，尿量减少、浓缩，尿中各种有形物质增加。而饮牛奶后2～3小时，正是钙通过肾脏排泄的高峰。钙通过肾脏在短时间内骤然增多，容易形成结石。因此肾结石患者，睡前就不应喝含钙高的牛奶。

（4）勿过量服用鱼肝油：鱼肝油富含维生素D，有促进肠膜对钙磷吸收的功能，骤然增加尿液中钙磷的排泄，势必产生沉淀，容易形成结石。

（5）限量摄入糖类：美国科学家最新一项研究结果表明，高糖食品的摄入，可以使患肾结石的机会增加，因此，要注意少吃甜食。

各种肾结石的饮食禁忌

（1）磷酸盐结石：因在碱性尿液中形成，故应多食用酸性食物，同时限制含钙高的食物。酸性食物如畜禽肉类、鱼虾类、蛋类、花生等。

（2）尿酸盐结石：由高尿酸血症引起，故应禁食含嘌呤高的食物，如动物内脏、浓肉汤、蘑菇、豌豆、龙须菜、沙丁鱼、凤尾鱼、鱼子等。应多食蔬菜水果，多饮水降低尿酸浓度。

（3）草酸盐结石：多从食物中生成，部分也可由内生机制生成。饮食应禁食含草酸高的蔬菜，如菠菜、苋菜、蕹菜、青蒜、洋葱、茭白、各种笋类等。口服叶酸5毫克，吡哆醇10毫克可防止甘氨酸转变为草酸。患此类结石患者要多饮水。

（4）钙盐结石：宜限制含钙高的牛奶、干酪、虾皮等。应多食成酸性食物，如肉禽蛋类，使尿液呈酸性并大量饮水。

（5）胱氨酸结石：注意限制蛋氨酸及酸性食物（动物食物），多食碱性食物（植物性食品）使尿液呈碱性并大量饮水。

🧍 喝水也可有效预防肾结石

在生命活动过程中，人体时时会产生这样那样的废物，这些废物必须不断地从体内排出，人体废物的主要排泄器官由肾脏、输尿管、膀胱、尿道组成。肾脏除了担任"排污"任务外，还负责有益物质的吸收工作。肾脏每时每刻都有大量的血液流过，由肾小球负责"过滤"，污物和杂质由它滤出来，"合格"的血液则重新流回体内。正常人每天流经肾脏过滤的液体有 180000 毫升左右，可排出的尿液大约为 1000 ～ 2000 毫升。肾脏因为要接触体内各种各样的物质，因而有可能患病，尤以肾炎和肾结石为多。

日常生活中，喝水太少是罹患肾结石的主要诱因。现代人工作繁忙，生活节奏快，许多人经常到下班了也顾不上喝杯水。要避免患上肾结石，最重要的是要多喝水，每天应喝水 2000 ～ 3000 毫升，相当于 10 ～ 12 大杯水。

人体内的水分会随时随地从不同途径丧失，必须随时补充来保持平衡，即便不是特别口渴，也不能把喝水忘在脑后。这样才能加快尿液排出，把在肾脏中沉淀和积聚的钙质、杂物排出体外，不至于形成结石。每日饮水可分别于晨起、餐间、睡前给予。清晨时饮水量可达 500 ～ 1000 毫升。为了保持夜间尿量，睡前应饮水 500 毫升，

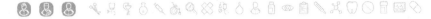

排尿后再饮水 300 ~ 500 毫升，余下水分别于餐间饮服。

在气候炎热的季节或大量运动、出汗后更应多饮水，避免尿液过分浓缩，防止尿中晶体沉积。

运动时补水，最好的饮水方式是量少次数多，可以每20 ~ 30分钟喝一次，每次喝120 ~ 240毫升。大量饮水不仅能有效地阻止结石的形成，还能帮助排泄出那些体积比豌豆小的结石。

我们都学习过，水是人体的重要组成成分，人体的所有的器官组织都需要水分的供给，我们很多人都不喜欢喝水或者每天喝水很少，这对需要大量水分来新陈代谢的肾脏而言是很糟糕的，所以如果要避免肾结石，请您多喝水吧。

驾车不休息易患肾结石

根据查证，肾结石的发病原因多样，除了饮食是常见的病因外，一些我们不知道的因素比如长时间的坐卧也是导致肾结石的因素之一。而我们平时开车的朋友就有这么一个特点，尤其是开长途车的，经常需要坐卧几个小时。

很多司机有这样的经历：由于天气炎热，连续驾车，加之疲劳过度，导致肾结石的发生。

随着气温升高，一些长途车司机经常连续驾车，在饮食或休息上不注意，容易招致各种疾病，甚至引起旧病复发。交警建议，连续驾车不要超过4小时，途中要多饮水、多休息，随车自备"急救箱"，突发疾病时可以及时控制病情缓解病痛。

酸菜吃太多小心患肾结石

（1）酸菜中的草酸易形成结晶而导致肾结石的发生。腌制的酸菜中含有大量的草酸和钙。由于酸度高，食用后不易在肠道内形成草酸钙排出体外，而被大量吸收到人体。进入人体的草酸经过肾脏，肾脏发挥排泄功能将草酸钙结晶排出，这种结晶物体容易沉积形成肾结石或其他部位的尿路结石。

（2）酸菜制作过程维生素受破坏而增加肾结石形成的概率。腌制酸菜过程中，维生素C被大量破坏。另外，由于酸菜中含硝酸、盐酸、草酸以及其他有机酸等酸性物质，进食后整个消化道形成酸性较大的环境，这对于人体吸收其他蔬菜中的维生素C有很明显的抑制作用。人体缺乏维生素C，使抑制肾内草酸钙沉积和减少结石形成的能力降低，这样就大大增加了成石的因素，因此不要大量或长期食用酸菜。此外，酸菜泡菜等腌制品大多含有超量的亚硝酸盐，该盐在肠道内容易转化成有致癌作用的亚硝胺，因此也不宜多食。

预防肾结石的食疗方

有专家认为，体内缺乏维生素 B_6 是发生肾结石的重要诱因。因此，可以多摄入富含维生素 B_6 的食物，如粗粮、米、面、动物肝脏、牛奶、蛋类、干酵母、新鲜白菜等。这样才能有效预防肾结石。

（1）冰糖核桃仁糊：核桃仁 500 克，麻油 250 克，冰糖 500 克。核桃仁与麻油下锅炒脆，研成末。冰糖用开水化成液状，与核桃仁末搅成糊。每日早晚各服 2 汤匙。一般 2 ~ 3 剂可见效。

（2）玉米须茶：玉米须 50 克，车前子 20 克，生甘草 10 克，加水 500 毫升煎至 400 毫升，去渣每日分 3 次温服。

（3）藕节冬瓜汤：生藕节 500 克，冬瓜 1000 克，洗净切片，加水适量煮汤服。一天服完。

（4）芥菜黄瓜汤：芥菜 500 克，黄瓜 200 克。芥菜切段洗净，黄瓜切片洗净，水煎分 2 次调味服，每日 1 剂。

（5）淡菜冬瓜汤：淡菜 50 克，冬瓜 250 克，同煎汤服用。

（6）阳桃蜂蜜汤：阳桃 5 枚，蜂蜜适量，同煎汤服用，每日 2 ~ 3 次。

（7）西瓜藕汁：西瓜 300 克，鲜藕节 200 克。一起榨汁，加适量蜂蜜服用，每日2次。

（8）空心菜荸荠汁：空心菜300克，荸荠200克。将空心菜洗净，切碎；荸荠洗净，打碎；二物共捣烂绞汁，调入蜂蜜适量服。每日1次。

（9）鸡内金粥：鸡内金20克（捣碎），粳米100克，同煮粥服用。

（10）豆芽泡芹菜：绿豆芽50克，芹菜30克。将芹菜切碎，与绿豆芽一同用开水冲泡1～2分钟，调味食用。饭前吃，每日1～2次。

补钙超量增加患肾结石的风险

人体长高主要是靠骨骼长度增加，骨骼生长靠的是生长激素和从食物中获得的蛋白质和营养素。缺乏生长激素的孩子，即使有足够的钙，他们的个头一样长不高；而能量和蛋白质摄入不足者只补钙也不会长个子。所以，长高并不仅仅与钙有关，如果孩子生长迟缓，千万不要胡乱补钙，应及时咨询儿科内分泌医生，找出确切的病因。

一般两岁以上的孩子不主张补钙，否则容易使骨骼过早钙化，反而长不高。除非有明确低钙的孩子，才要适当补充钙剂。家长在正常饮食之外，每天给孩子喝牛奶，均衡饮食，通过食物就可以满足孩子生长发育所需要的钙质。

需要注意的是，补钙也要适量，不是越多越好。婴幼儿每天摄入的钙量约为 400 毫克，如果摄入钙量大大超过以上的标准，可能会造成便秘，甚至干扰其他微量元素如锌、铁、镁等的吸收和利用，还可能导致肾、心血管等器官组织发生钙沉积，增加患肾结石等危险。

防治肾结石掌握三原则

（1）善饮水

大量饮水是医生对每位肾结石患者的嘱托，但大量的标准究竟是多少呢？其实饮水的量并没有一个固定的标准，主要根据尿量来调节，保证每日尿量在 2000 毫升左右。对于运动量大、出汗较多的患者，饮水量自然要比一般人多。尤其夏季和夜间，为避免夜间尿液过分浓缩，必须强调睡前饮水，并且在半夜再饮水一次。每日尿量超过 2000 毫升，可稀释尿液、减少晶体沉淀、冲洗尿路和排出微小结石。

（2）善忌口

不同成分的肾结石，对饮食的要求也不同，患者要善于根据各自结石的成分，对不同的食物有所禁忌。

（3）善运动

适度的运动可促进体内器官的摆动，促进小结石排出，但不同部位的结石，运动方法也不同。一般的肾结石，在排石的时候，医生会嘱咐患者做垂直的上下跳跃运动，有助于结石排出；而对于肾下盏的结石，患者应该以倒立运动为宜，使结石向上运动，逐渐移行出肾脏。